ユーモアを生きる

——困難な状況に立ち向かう
最高の処方箋——

柏木哲夫

三輪書店

まえがき

「聞こえない はずだがバアチャン すぐ笑う」

新聞の川柳欄に載った私の川柳である。新聞に川柳を投稿しはじめてから、二五年になる。毎朝、当選句を見ることが楽しみになっている。ユーモアの大切さに目覚めたのは、川柳に出会ってからのように思う。このあたりのことに関しては本文にかなり詳しく書いた。

三輪書店から『癒しのユーモア―いのちの輝きを支えるケア』を出版したのは二〇〇一年であった。川柳にももちろん触れたが、ユーモアというものに対する私の個人的な思いも書いた。ホスピスという場におけるユーモアの重要性についても言及した。『癒しのユーモア』は予想した以上に多くの人々に読まれ、医療や看護、介護に従事する方々ばかりでなく、多くの一般の方々も読んでくださった。

それ以後の私の人生において、「ユーモアや笑い」はますます重要さを増した。年齢を重ねるにつれて、人生においてユーモアというものが占める重要性を実感するようになった。そのような流れの中で、三輪書店から『癒しのユーモア』の続編的な書物を出さないかとのお誘いをいただいた。どこかに連載をさせていただき、それをもとに修正・加筆する形なら可能かなと思った。そのような経過の末、三輪書店から出ている『作業療法ジャーナル』に一年間（二〇一七年九月～二〇一八年八月）、「ユーモアと笑い」というタイトルで連載したものを中心に、二つの対談を加えてまとめたものが本書である。

対談は井上 宏先生（関西大学名誉教授、日本笑い学会初代会長）と徳永 進先生（野の花診療所院長）にお願いした。お二人とも、これまでにユーモアや笑いに関する学会や講演会でご一緒させていただいたことがある。ご多忙の中、時間を割いてくださり、ご協力くださったことに心から感謝したい。

最後に、出版に際し並々ならぬ努力をしてくださった三輪書店の高野裕紀氏、森山 亮氏に心より感謝したい。本当にありがとうございました。

二〇一九年二月

柏木哲夫

目次

第一幕　ユーモアと笑い

その一

ユーモアと笑い

笑いは人間存在の一部

笑いは遺伝子の中に組み込まれているように思えてならない。いわば本能の一部なのかもしれない。生まれてすぐ赤ちゃんは母親の乳首を口に含み、母乳を飲む。誰かに教えられて学習したわけではない。お乳を飲んで満足し、眠りに落ちる。寝顔をじっと見ていると、ほんの一〜二秒だがほほ笑みを浮かべる。この「新生児微笑」は学習したものではなく、生まれつき備わっている、本能的なものである。笑いは人間存在の一部として、人間に組み込まれているのである。

私はホスピスという場で約二五〇〇名の患者さんを看取った。そして多くのすばらしい笑顔に出会った。その人たちは「死が近いにもかかわらず」笑ったのである。笑いは本来的に人間存在の一部であり、何かがそれを覆わなければ自然に出てくるものなのだ。たとえば痛みが強いとき笑顔は消える。痛みが笑いを覆ったのである。痛みが軽減すると笑いが戻る。不安が強くなれば笑えなくなる。不安が笑いを覆ったのである。不安が和らぐと笑顔が出るようになる。

ユーモアとは

ユーモアは英語では humor と書く。humor の語源はラテン語の Humores（フモーレス）で、古代ギリシア語の「体液」の訳語である。人間が生きていくうえで必ず必要な、血液や胆汁等の体液がユーモアの語源なのである。その意味では、体液なしで人間が生きていけないように、ユーモアなしに人は生きていけないのである。ユーモアは人に笑いを提供する。それゆえ、人は笑いなしで生きていくことはできないともいえる。

「ユーモア」という言葉は、すでに日本語として用いられている。今さら定義することもないが、『新明解国語辞典（第五版）』（三省堂）には「社会生活（人間関係）における不要な緊迫を和らげるのに役立つ、えんきょく表現によるおかしみ」とある。緊張を和らげる、直接的でないおもしろみというのがユーモアというものらしい。私の個人的な経験からも、ユーモアが緊張を和らげるのにとても大きい力をもっているといえる。個人的にはドイツのユーモアの定義が好きだ。上智大学名誉教授のアルフォンス・デーケン先生によると、ドイツでは「ユーモア」の定義に次の二つがあるという。一つは「ユーモアとは、にもかかわらず笑うこと」であり、もう一つは「ユーモアとは、愛と思いやりの現実的な表現である」というものだ。

疲れているにもかかわらず笑うこと、とてもつらい状況にあるにもかかわらず笑うことができれば、すばらしいと思う。病気で入院中であるにもかかわらず笑うことができる患者さん、死が近いにもかかわらず笑うことができる患者さんによって、スタッフは随分慰められる。

逆に看護師や医師の適切なユーモアのある一言が、患者さんやご家族への「愛と思いやりの現実的な表現」になることがある。本書では、病気、特に不治の病気のために病床生活を余儀なくされている患者さんやご家族とのコミュニケーションを通して私自身が体験した、ユーモアの大切さについて述べてみたい。

私の一生のテーマは人間理解である。精神科医として心の障害に悩む人々とのかかわりを通して、人間理解を進めてきた。ホスピス医としても、末期の患者さんやご家族とのかかわりを通して、人間理解を進めている。そのようなプロセスの中で、笑いやユーモアは人間を理解するうえで非常に重要であると気づいた。人間以外の動物は笑わない。少なくとも情動を伴った笑いは、動物にはないといわれている。笑いは人間を人間たらしめているユニークな行動である。人間を理解するには、人間に固有の笑いを、そしてユーモアを研究することが大切であると思っている。

笑いとホスピスケア

ホスピスにおける看取りの経験からいえることは、すべての人間はユーモアのセンスをもっており、とてもつらい状況にあっても笑うことができるということである。人は「死が迫っているにもかかわらず笑うこと」ができるのである。
ホスピスにおいて、人々は人生の総決算をする。その総決算の場には、笑ってもいいという「雰囲気」が大切である。その雰囲気とは、明るさ、広さ、静かさ、温かさである。この四つの要素は建物に必要であると同時に、そこで働くスタッフの心の資質としても必要である。笑ってもいいという雰囲気は、不思議に「死について話してもいい」という雰囲気でもある。四つの要素を一つにまとめると、「開かれている」ということである。人々の心が開かれているとき、ユーモアや死の対話が実現する。私が体験した、ホスピスケアにおける、すばらしいユーモアを紹介したい。

◉乳がんの肺転移で衰弱が進み、ほとんど寝たきり状態のTさん。ある日の回診のとき、「いかがですか?」との私の問いかけに、ややいたずらっぽい目つきをして答えた。「おかげさまで順調に弱っております」

◉肝臓がんが進み、食欲が落ちてきたNさん。回診のときに訴えて曰く、「先生、このごろ食欲がなくて……。食べるものの好みも変わってきました。このごろではあっさりしたものしか食べられません」。そこで私は「昔は何が好きだったのですか?」と尋ねた。答えは「お金」。

◉Kさん。末期の胃がんのおじいさん。少し認知症の傾向がある。風呂嫌いで、かなり体が匂うのに、看護師がいくら勧めても風呂に入ろうとしない。ある日、看護師がいつものように「Kさん、今日はお風呂に入りましょう」と勧めるも、首を横に振るだけ。看護師はもう一押しと思い、「入りましょうよ。私も一緒に入るから」と言った。Kさんは、少し目をむいて、「そんな不埒な!!」。

◉Mさん。Kさんと反対で、無類の風呂好き。回診に行くと、風呂上がりらしく、赤い顔。「いかがですか?」と尋ねると、「ちょっと海外旅行に行ってきました」、「どちらへ?」、「ニューヨーク(入浴)」、「時差ボケしてませんか?」、「ちょっとふらつきますが、二、三日で治まるでしょう」。

◉直腸がんのHさん。川柳の素養がある。回診のたびに川柳のやり取りをしていた。私の「見舞客 化粧直して すぐ帰り」という句に対して、彼の返句は「寝て見れば 看護師さんは 皆美人」。

◉肺がんのEさん。衰弱が進み、残り時間が短くなってきた。ある日の回診時、「先生、あと数日の感じです。私、先に行ってますから、先生も来てくださいね」。「え? は、はい」と私。

◉乳がんが肺と脳に転移し、次第に記銘力障害が出てきたFさん。回診のとき、「いかがですか?」と問いかけると、それには答えずに、「まあまあ、こんな狭い、むさくるしいところへよくおいでくださいました」と言う。自分がつくった施設をそう言われると、やや複雑な気持ち。回診の後、受け持ちの看護師に「Fさん、少しボケ症状が出てきたね」と言うと、「そんなことありません」と少しむきになった感じの返事。よせばいいのに「いや、場所もわかりにくくなって、病院か家か、ごっちゃになってるよ」と私。「そんなことありません。私、ちゃんと調べてきます」と彼女はFさんのベッドサイドへ行き、手をとって、少し振りながら、「Fさん、ここどこかわかりますか?」と尋ねた。Fさんの答え。「手首の付け根でしょう」

にもかかわらず笑う

ドイツのユーモアの定義の一つに「にもかかわらず笑う」というのがあることは前述した。末期の患者さんも、できれば笑いたいのである。その具体的な例が、前述の「好きだったもの」を

「お金」と答えたNさんである。回診の数日後にNさんは私に言った。「だんだん弱ってきて、見舞いに来る家族も看護師さんも、なんとなく暗ーい感じで、私はみんなで笑いたかったのです。『元気なころ好きだったものはお金』と言うと、きっとみんなで笑えると思ったのです。思い通り、みんなで笑えてほんとによかったです」

ホスピスでのユーモアには、そこはかとなくペーソス（哀愁）がある。やり直しが利かない状況で、死を自覚しながら、しかし、今日を生きている人たちが醸し出すユーモアは、カラッと明るいものではない。Nさんのユーモアセンスは例外的かもしれない。私はこのペーソスの利いたユーモアにかぎりない親和性を感じている。

その二　ユーモアの働き

ユーモアとは

「これがなければ人間は生きてはいけない」という体液（Humores）が語源となり、「ユーモア（humor）」になったことは「その一」で述べた。

つまり、ユーモアがなければ、人間は生きていけない、そのくらい「ユーモア」や「笑い」は大切なのである。あまり日常生活の中でこのことは意識されていないかもしれないが、たとえば、私たちの一日を考えてみると、朝起きてから夜寝るまで「一回も笑わない」という生活をしている人は、ほとんどいないと思う。どこかで、私たちは笑っている。友人や家族との会話の中で笑ったり、おもしろいテレビの番組を観て笑ったり、とにかくどこかで笑っている。ユーモアや笑いというのは、人間の生活に欠かすことができない、非常に重要な役割をもっているのである。

ユーモアと駄洒落

ユーモアと駄洒落とは異なる。ふと頭に浮かんだ「かけことば」を、すぐに口に出すと、それはユーモアではなく、駄洒落になったり、親父ギャグになったりして、周りの人を寒くさせる。思い浮かんだ「かけことば」を、一度飲み込んで、「愛と思いやりの表現として」あるいは、場を和ませようとして口に出すとき、それはユーモアになる。駄洒落ではなくユーモアになった例を紹介したい。

食道がんの末期で、ものが喉を通らない患者さん。回診のとき、私の頭に一つの「かけことば」が浮かんだ。私はそれを一度飲み込んで、「トロだったら、トロトロと喉を通るかもしれませんよ」と言った。彼女は「私も一日中トロトロ寝てないで、トロに挑戦してみます」と言った。極めつきはそばにいた夫。「私もトロい亭主ですが、トロぐらいなら買ってきますよ」。トロは見事にトロトロと喉を通った。

ユーモア学

最近、「ユーモアそのもの」を学問的に研究しようという動きがある。ユーモア学である。『Humor』という学術雑誌がすでにできているほどである。その雑誌に、医療、看護、介護等に従事する者だけではなく、哲学者、社会学者、文化人類学者、法律学者、文学者等がユーモアについて、さまざまな角度から自分たちの研究を発表している。ユーモアそのものが、日常生活の中で非常に重要であると、学問的にもわかってきているのである。

「笑いは健康によい」ということは、かなり以前からいわれてきたことである。このことが科学的に証明されはじめた。たとえば糖尿病の患者さんを対象にした研究[1]は有名である。食事の後、血糖値が高くなるのは当然なのであるが、食後すぐ、おもしろい漫才を聴いて笑った後の血糖値の上がり方と、単調な講義を聴いた後の血糖値の上がり方がかなり違うのである。漫才を聴いて笑った後のほうが血糖値の上がり方が低いのであるが、これは笑いがインスリンの分泌を促進したものと解釈されている。このように、ユーモアにはどんな働きがあるのかが、系統的・科学的に研究されているのである。ユーモアの働きについてまとめてみる。

一．楽しい雰囲気をつくり出す

ユーモアの働きの第一は、「楽しい雰囲気をつくり出す」ということである。人々が集まったときに、その中に一人でもユーモアのある人がいると、その場の全体が非常に和む。やや堅苦しい会議のときに、一人の人がふっとユーモアのセンスがある言葉を発することで、緊張が解けて場が和み、楽しい雰囲気をつくり出すということがある。これは、ユーモアの働きの中でも非常に重要であると思う。

二．緊張を緩和する

二番目には、「ユーモアは緊張を緩和する」ということが挙げられる。人は、人間関係の中で緊張があると、その緊張のゆえに会話がうまく進まないことがある。そのようなときに、どちらか一方が、小さなジョークを言うとか、ちょっとしたウィットに富んだ話をすると、そこでふっと緊張が緩和されるということがよくある。ユーモアには、人間関係を円滑にし、緊張を緩和するという重要な役割がある。

これは緊張の緩和に関して、大学で教鞭を執っていたころ、私自身が身近に体験した例である。ある年、大学院の社会人入試受験生の一人がかなり緊張していた。二〇人くらいの教授が並び、その受験生はまるで被告のように一人で面接を受けたのである。教授陣の質問に、彼女は緊張のためスムーズに答えられない状況であった。「なんとか緊張をほぐしてあげないと大変だ」と私は思った。この種の緊張を和らげるには、ユーモアが一番効果的である。

すでにその受験生の資料が回ってきているので、よく見ると学生時代に胎教の勉強をしていたということがわかった。胎教というのは、「モーツァルトの曲を聴くと赤ちゃんによい」、「妊娠中、精神的に安定していれば元気な赤ちゃんが生まれる」、「ストレスが多い妊娠状態だと未熟児が生まれやすい」等、妊娠の経過が赤ちゃんに及ぼす影響を調べるものである。そこで私は、一つ川柳を思い出し、質問をした。「書類を見ると、学生時代に胎教を勉強されたということですね。私は少し川柳に興味があるのですが、この前、ある新聞に胎教に関する川柳が一つ載っていました。ちょっと紹介しますので、それに対してどういうふうに思われるかコメントしてくださ い」と前振りをしておき、「クラシックきらいな胎児きっといる」と私は読み上げた。彼女はプッと笑い、二〇人くらいいた教授の半分も笑った。これは私の偏見であろうが、笑った教授は大体優秀な教授で、笑わなかった教授はそうでもない教授であった。

そこで、部屋全体の緊張が、ふっとほぐれた。彼女自身が一番リラックスした。その後、質問にもうまく答えることができ、結果的に彼女は合格した。

それきり私はそのことをすっかり忘れていたのだが、一カ月くらい経ったころ、彼女は私の研究室へわざわざ来てくれ、「先生の川柳のユーモアのおかげで、私は入学できました。ありがとうございました」と丁寧に頭を下げた。「それはあなたの実力ですよ」と私は言いながらも、少しは彼女の合格に貢献したかなと思った。

これは、ユーモアによって緊張の緩和が達成された一つの例である。

三、タブーへの言及

三番目は、「タブーへの言及」ということである。これは、あまり強調されていない側面であるが、非常に重要である。あることがタブーになっており、「これは言ってはいけない」というようなことが世の中にはいくらでもある。しかし、「ユーモアのセンスをもって」あえてそれを言うことでタブーでなくなる、ということがある。

たとえば、手術前の患者さんは非常に不安になっている。手術そのものへの不安と医者に対する不安の両方が存在する場合がある。「あの先生、大丈夫かなぁ」といった不安である。そのときに、たとえばその医者に向かって、直接「先生、明日の手術、大丈夫ですか」とは訊けない。自分の主治医にストレートにその不安をぶつけるのは、患者として一般的にタブーと考えられている。

しかし不安になったときに、ある患者さんは看護師に「ちょっとこれを先生に渡して、見てもらってくれないでしょうか」と言い、一つの川柳を渡した。その患者さんは、川柳を趣味にしている人だった。その川柳は「お守りを医者にもつけたい手術前」。これは、この患者さんの本音である。自分がお守りを持っているだけではなく、あの先生にもお守りをつけてほしい、という気持ちである。

その川柳を見た主治医がたまたまユーモアのセンスのある人で、そんなに不安だったのかと、すぐに患者さんのところに行って、「私もお守りをつけるからね」と伝えた。その患者さんは、「あ、これで先生にも自分の不安の気持ちが通じたな」と思って安心した。

これは、タブーを破った例である。医者に注文をつけるとか、「このお医者さんの腕（技術）、大丈夫かなぁ」というようなことはなかなか言えるものではないが、それをユーモアに託してこの患者さんは伝えた。ユーモアはタブーに言及できる力をもっているという一つの例である。

四．健康を促進する

ユーモアが健康を促進するということは、さまざまなデータから実証されている。特に「笑い」が免疫機能を高めるということが、科学的に証明されるようになってきた。これは、次の「ユーモアと健康」で詳しく述べるが、「風邪を引きにくい」、「病気になりにくい」、「がんの痛みが和らぐ」などというさまざまなことが、免疫機能と関係している。

五．ユーモアと健康

「ユーモアと健康」という視点からみると、ユーモアが健康に与える影響は身体的な側面と精神的な側面とに分かれる。

まず、身体的な側面からみると、ユーモアや笑いが、免疫と関係するIgA（免疫グロブリン

A）を上昇させる。笑った後、IgAが高まったり、NK細胞（ナチュラルキラー細胞）が活性化されたりすることが、最近わかってきた。

これは米国で行われた有名な実験である。[2] 五〇名くらいの学生を、若者に受けるコメディをビデオで六〇分ほど観てもらうグループと、椅子に座り雑誌を読むグループに分け、NK細胞の活性がどう変わるかを測定した。その結果、コメディを観た学生のNK活性が非常に上がり、対照群のNK活性は下がった。学生は全員ボランティアで、実験の前に血液採取をし、実験の後にもう一度、血液採取をしてNK活性を調べるのである。

笑いによって「痛みに対しての許容力が高まる」、「痛みの闘値が上がる」、「痛みを感じにくくなる」、「痛みが軽減する」というようなことが起こる。あるユーモア療法をしている病棟とあまりユーモア療法をしていない病棟とを比べると、ユーモア療法をしている病棟のほうが、鎮痛剤の量が減るという調査の結果も出てきている。

このように、ユーモアがある療養環境とないところを比べたらどう違うか、というはっきりとした説得力のある研究が最近出てきている。身体的側面では、おもしろいことを聞いたり体験したりすると、呼吸と血圧も安定する。これらの結果より、ユーモアと身体機能の関係がかなり実証されてきているのである。

また、ユーモアの効用の精神的側面であるが、まず、「うつ気分の緩和」が挙げられる。うつ状態に対してユーモアというのは、かなりよい働きをする。うつになったとき、何もかもがおもしろくなくなるのだが、そのときの気分にうまく合うような、適切な笑いが提供されると気分が緩和されるといわれている。

さらに、「不安の緩和」ということにもユーモアが関係している。「死にたい、死にたい」と思っている人が、ユーモアの刺激を受けることにより、自殺念慮が抑えられる。そして怒りが昇華され、活気が戻る。さらに緊張が緩和される。「緊張の緩和」という点でユーモアがとても大切というのは、先に述べた通りである。

六．社会の潤滑油

よくいわれる「社会の潤滑油」という側面も、ユーモアの特長である。社会の中ではさまざまなことが起こるが、特に人間関係のゴタゴタや、立場や面子が絡むイザコザ等でギスギスする場合がある。そのギスギスしたところへユーモアという油を差すと、ギスギスしたものが少なくなるということがある。そういう意味では、ユーモアというものの働きはかなり大きいといえる。

七．新しい視点を提供する

日常生活の中では、ついつい常識的な言葉が流れていく。その常識的な流れに、ユーモアが入ることにより、ふっと新しい視点が開けるということがある。

実際に私が経験したことを例に挙げてみたい。理由はよく覚えていないのだが、家内にすごく腹が立ったことがあった。そのとき私は非常に疲れており、口論になった際、あくびが出てしまった。私は「へぇ。こんなに怒っているのにあくびなんて出るものなんだな」と思い、おもしろくなって、即興で川柳をつくった。それは「こんなにも怒っているのにあくびが出」という句で、その場で家内に「こんな句ができたよ」と伝えたところ、「おもしろいね」と言ってくれた。その時点で、今までつまらないことで腹を立てたり口論したりしていた関係に、「これ、おもしろいね」という新しい視点が急に開けたのである。

このように、ユーモアによって嫌な流れから、ふっと違う流れになるということがある。ユーモアというのは、新しい流れをつくったり、新しい視点を提供したりすることがあるのである。

八．人格的に高める

優れたユーモアのセンスを示すことで、人格的に高く評価される場合がある。これは実際、私が大学で教鞭を執っていたころに体験したことである。大学の中で少し困ったことが発生し、ある教授がそれに関係しているのではないかとのことでスタッフ会議があった。当の教授は会議にちょっと遅れられるとのことで、当人がいない間に事の経過を学部長が話しはじめた。そのとき、タイミング悪く、予想よりかなり早くその当人が現れたのである。会議の場は、「どうしよう」と緊張がかなり高まった。スタッフが七、八人いたのだが、「これはなんとかしないといけない」と思いつつも、皆ぎこちなくなった。そして、当の教授が「何か妙な雰囲気ですね」と言われたのである。

「先生、実は例の問題をちょうど話し合っていて、そのときに先生が来られたものですから」と正直に私が伝えると、「ほぉ、そうですか、ちょっと悪いときに来ましたかね」と言われた。私はこの場を少しでも和ませたいと思った。そこで、「ちょっと場違いかもしれませんが」と前置きし、「これは、私が以前つくった川柳なのですが、『いい人だだが悪いとき現れる』というんです」と言った。すると皆が笑って、急にすっとその場が和んだのである。

これは一つの小さな例である。会議の後で、全体の司会をしていた学部長が、「やぁ、先生のユーモアのおかげで助かりました」と言ってくださった。

人格的に高く評価されるとまではいかないが、ユーモアを用いた心遣いで緊張がうまく緩和できて、その人の評価が高まるということがある。ただし、やり方を間違うと評価が下がることがある。ユーモアというのは、「諸刃の剣」であるので、注意しなければならない。

九．ストレス発散

看護の場でユーモアが重要な働きをする場合がある。看護師が日常の臨床の場面において、おもしろいことを言ったり聞いたりすることによって、「ストレスが発散される」ということがある。看護の場では腹が立つことはよくある、というのが現実である。患者さんやご家族はいい人ばかりではなく、非常に腹が立つ患者さんも中にはいる。そういうときに、ユーモアをもってそれを笑い飛ばすことにより、怒りを収められる場合もある。

一〇．チームワークを強化する

ユーモアはチームワークを強くするように働く場合もあるし、士気を高める働きをすることもある。また、生産性を高め、コミュニケーションを促進し、ポジティブな雰囲気づくりに役立つ働きをすることがある。

かつてニュージーランドのホスピスを見学したとき、あるホスピスで、ホスピスケアにおける看護師の役割というスライドを見せてもらった。患者さんの話の聴き手、医師を介助すること、患者さんと医師との間にうまく入って両方の橋渡しをすること等、その他一〇ほど書いてあった。最後に赤い字で、「ユーモアを大切にし、お互いに笑ってケアを楽しむ」と書いてあった。それは、非常に印象的で、これこそ看護師の役割であると思った。彼らは、自分たちの役割の中で、お互いに笑って楽しむということは、重要なケアの一部だというとらえ方をしているのである。

ケアを楽しむということは不謹慎なことではなく、ケアの中でとても大切な側面である。そのホスピスでは、皆がきちんとしたカンファレンスをするのだが、カンファレンスの中でも、ユーモアが飛び交い、笑うことができる。これは何も不真面目なことではない。お互いのコミュニケーションをスムーズにし、士気を高め、チームとして一致しているという感覚をもつことに関して、ユーモアが非常に重要な役割を果たすことを再認識した。

文献

（1）Hayashi K, et al : Laughter lowered the increase in postprandial blood glucose. Diabetes Care **26** : 1651–1652, 2003

(2) Berk LS, et al: Modulation of neuroimmune parameters during the eustress of humor-associated mirthful laughter. Altem Ther Health Med **7**: 62-72, 2001

その三

ユーモアの諸相

ユーモアは立場を超える

カウンセリングという場面においては、ユーモアのもつ親密性、人間味、そして直接性という特徴により、セラピストと患者さんは打ち解けた関係を築くことができるといわれている。

どうしても「医師と患者」は、上下関係、強者・弱者の関係になってしまうが、どちらかがうまくユーモアのセンスを使うことができれば、お互いに平等な関係であるという意識をもつことができると思う。ユーモアはその意味で重要な働きをする。

ある整形外科へ入院した患者さん（Aさん）の話であるが、主治医がとてもいい先生だったという。おもしろい気さくな先生で、Aさんはとても信頼することができたと話をしてくれた。

その一つのエピソードとして、「こんなことを言われたんですよ」とAさんは話しはじめた。ある日、先生が回診に来られ、Aさんに「Aさん、ひと月くらい前から腰のあたりが痛くてね。いろいろやっているんだけど、どうも治らないんだよ。誰かいい整形外科の先生を知らない？」と言ったという。その先生は腰痛治療の大家なのであるが、患者さんとの距離を縮め、いい関係を結ぼうと、こんなユーモア発言をしたのであった。

小さなユーモアであるが、患者であるAさんにとっては大きな意味があった。私が「Aさんはどう答えたの？」と尋ねると、「今、この場ではすぐに出てこないけれど、私は知り合いが多いから、またしっかりと探しておきましょう」と答えたそうである。Aさんもその整形外科の先生にうまく切り返したのだ。このような関係は、強者・弱者の関係や上下関係ではなく、本当に人間と人間として平等な関係である。

ユーモアには、ある人とある人との間にある立場の壁を崩すという役割があると思う。よく音楽は国境を超えるというが、それと似たような言い方をすれば、ユーモアは立場を超えるというか、立場と立場の間にある壁を崩すという役割をもっていると私は思う。ユーモアによって、打ち解けた関係を結ぶことができるのである。

ユーモアのセンス

心理学者のハンス・アイゼンクが、ユーモアのセンスに「生産性」、「同一性」、「量」の三つがあると提唱している。

「生産性」というのは、冗談やおもしろい話をよく思いつき、その冗談で他者をよく笑わせることができる、すなわち笑いを生産できるということである。私自身は、常に心がけておもしろさをつくり出そう、生産しよう、と思っている。電車の待ち時間や信号の待ち時間にはすぐに川柳を考える。何かいい川柳はないか、考える。そうすると赤信号をまったくイライラせずに待っていられる。

最近、赤信号を待っている間につくった川柳を三つ紹介する。

「この息子この出来 遺伝か環境か」

「急ぐので 回ってみれば もとの道」

「容疑者は ちょっと悪そな 写真で出」

これは生産性であり、ユーモアの話をよく思いつくということである。

「同一性」というのは、周りの人、たとえば自分が所属するグループの人々と同じように笑うことである。学生等を見ていても、皆一緒に笑いたいという気持ちがある。一人が笑うと、仲間にその笑いが広がる。たとえば落語の寄席の場合、皆と一緒に笑いたい、自分も皆と一緒でありたいという同一性を求める心理が働く。

「量」というのは、先ほどのつくることとは違って、ユーモア刺激に敏感に反応し、それを楽しんだり、他の人よりよく笑ったりする、ということである。すなわち、ユーモアを味わう能力が高い、笑いの量が多い、皆より笑い声が大きい、という意味である。

コーピングユーモア

著名なユーモア研究者であるアブナー・ジップは、ユーモアの要素として「つくり出す」、「味わう」、「応用する」の三つがあるといっている。(1)「つくり出す」というのは、おもしろい話や冗談をつくり出すのが得意であるということ。「味わう」というのは、おもしろいことを受け取って、おもしろいと味わうことができることである。

もう一つ、「応用する」ということが、最近注目されている。特に「コーピングユーモア(coping humor)」という概念がある。これは、ユーモアで何かストレスフルな状況にコープする、ということである。コープというのは、対応する、対処するという意味である。たとえば、非常につらい状況に置かれたときに、正面から向き合うととてもつらくてどうにもならなくなる。それをユーモアのセンスで「うまく体をかわす」、「対応する、対処する」ということが、コーピングユーモアである。

コーピングユーモアの例を挙げてみよう。たとえば、自分がそう遠くない未来に死を迎えるという状況は、大変なストレスである。また、自分の配偶者が死に近づくという状況も強いストレスである。しかし、人間はそういうストレスに対して、なんとか対応していく力をもっていると、多くの患者さんを診て思う。自分の死と向き合うことは、とても大きなストレスで、それを看る家族にとっても非常につらい状況である。そのストレスの中で、ユーモアで対応できる人はすばらしい。ここで、「その一」でも紹介したが、ホスピスで診た五八歳の直腸がん末期の患者さんの例を挙げよう。

この方はずっと俳句をたしなんでおられ、新聞にも投稿され、俳句欄に載るという人であった。ある日の回診のときに、「先生、このごろ私、俳句よりも川柳のほうがいいな、と思いだしてきたんです」と言われた。たぶん私が川柳に関心があるということを看護師から聞いて、俳句よりも川柳のほうがいいと言ってくれたのではないかなと思ったのだが、「どうしてですか」と訊くと、「俳句というのは、春夏秋冬の季語がいるとか、とにかく四季にうるさいんですよ。私のような末期がんの患者には四季(死期)がないほうがいいんです」とおっしゃった。これは、すばらしいユーモアである。「そうですね。できれば『しき』がないほうがいいですね」と私は返した。

しかし、その患者さんはだんだん弱られ、一二月下旬ごろ、「なんとか家で最後の正月を過ごしたい。寝正月でもいいから外泊したい」と言われた。ただ、衰弱が著しいので、正月の外泊は少し無理かと思った。だが、最後の正月だということはわかっているし、ご本人も帰りたい。奥さんもぜひ帰したいと思っていらっしゃる。スタッフと相談して、思い切ってなんとか帰ってもらおうと決断した。そして無事、正月を家で迎えることができて、正月明けにホスピスに帰ってこられた。

「やはり私のような末期がんの患者には四季（死期）がないほうがいいんです」と言われてから、彼とは川柳の交換を始めた。週に一回ずつ、私が一句出して、彼が一句返すという交換である。その交換の様子を見ておられた奥さんが、川柳に興味をもたれたようで、外泊から帰ってこられたときに「先生、私も先生と主人との川柳のやり取りを聞いていて、主人の外泊中に一句つくりました。寝正月だったんですが、とにかく最後のお正月を家で迎えられたことがありがたかったです」と、きれいに色紙に書いてこられた。「がん細胞正月ぐらいは寝て暮らせ」。私は思わず、プッと吹き出したが、しばらくその川柳を見ていると、熱いものがこみ上げてきた。「主人の体を蝕んでいるがん細胞よ、お前のおかげで私の主人はだんだん弱って、最後の正月も寝正月だ。お前もあまり自己主張しないで、正月くらいは寝て過ごしてくれよ」という思いの句である。おもしろさの向こうにつらさ、寂しさ、悲しさがある。悲しさと、それを乗り越えようとするユーモアのセンスとがうまく合体している。ユーモアとペーソスの両方が融合したすばらしい句である。

このように、「つらさをユーモアのセンスをもって乗り越えていこうとする」のがコーピングユーモアなのである。

文献

（1）アブナー・ジップ（著）、高下保幸（訳）：ユーモアの心理学．大修館書店、一九九五

その四

ユーモアと人のこころ

ユーモア志向性

少し学問的なことになるが、「ユーモア志向尺度」というものがある。ある人がユーモアのセンスをもっているかどうかを調べようという試みである。具体的にいえば、ユーモアに関するチェックリストである。似たようなものに、うつ病のチェックリストがある。それには、「気分が憂うつである」、「夜、寝られない」、「希望がもてない」、「集中力がない」等の項目があり、それをチェックしていき、全部でいくつ以上あると「うつ病が疑われます」というものである。ユーモア志向尺度も同じようにユーモアに関するチェックリストをつくって、該当する項目がいくつ以上あると「あなたはユーモアセンスがあります」、いくつ以下だと「あなたはユーモアのセンスがありません」という、いわばユーモアセンス診断である。

以前はこういう試みがまったくなかった。なんとなく「あの人はおもしろい人だ」とか、「あの人はユーモアのセンスがある人だ」とかいうが、それは受け取る人の主観的判断であった。私自身ユーモアを測る尺度があればおもしろいと思い、大学に勤めていたときに研究した。尺度は「生産性」（冗談をよく思いつく等）、「向ユーモア性」（おもしろい話を見つけたら、いつも誰かに話す等）、「易ユーモア性」（少しくらいの苦労なら笑い飛ばしてしまう等）の三つに分けて、リストをつくった。リストを用いた調査の詳細を述べる紙幅はないが、ユーモアを対象にした、しっかりした研究が存在することは知っておいていただきたいと思う。

ユーモアとQOL

「ユーモアセンスとQOL（クオリティ・オブ・ライフ）」の関係を調べた研究がある。たとえば、ユーモアセンスの高い人は低い人よりも抑うつ傾向が低い、といわれている。それと同じように、ユーモアセンスの高い人は低い人よりも不安傾向が低い、という研究結果も出ている。ユーモアセンスをもっている人は、憂うつにもなりにくいし、不安にもなりにくいというわけである。

「ユーモアセンスと死の不安」の関連について調べた研究もある。死の不安が高ければ、ユーモアに対する評価の度合いが下がる。逆にいえば、ユーモアに対する評価の度合いが上がれば、死の不安が低くなるともいえる。

さらに、「自尊感情」の高さとユーモアセンスの高さが正の相関関係にあるという研究もある。「自尊感情」というのは、「セルフエスティーム（self-esteem）」ともいい、「自分はこれでいい。まあまあいい線いっている」と自分で思える気持ちのことである。自分を肯定的にとらえることができる人といってもいいのだが、そういう人はユーモアセンスが高い。

また、「原因帰属の型とユーモア」という研究がある。「原因帰属」というのは、わかりやすくいうと「良い結果も悪い結果も、それが自分のせいだと思うか、他人のせいだと思うか」ということである。自分のせいだと思える人は、内的統制傾向といい、他人のせいだと思う人は、外的統制傾向という。内的統制傾向者、つまり自分のせいだと思える人のほうが、外的統制傾向者よりも、ユーモア刺激によって怒りや攻撃的な感情を軽減させやすいということが研究の結果わかってきている。自分のせいと思える人のほうが、何か不都合なことが起こっても、ユーモアによって癒されやすいということである。

受容とストレス

なぜ人は「自分の死」を受け入れることができるのか、そして「配偶者の死」を悲しいながらも受け入れることができるのか、ということを考えてみると、それは「死というものがただ一人の例外もなく誰にでも必ず訪れるものだ」ということと関係しているように思う。早い遅いはあるが、必ず誰でも死ぬのだということは観念的に誰もがわかっている。だから、自分の夫や妻が死を迎えるということは非常につらいことではあるが、早かれ遅かれ別れはくるのだと観念的にはわかる。誰にでもくる、ということは不公平感がない。公平に訪れるものであるとわかっているから、人はそれを受容できるのではないかと思う。

ところが、たとえば、私は精神科の医師として、公害による喘息の方の治療に当たったことがあるが、この場合はとても大変である。公害の犠牲で自分が喘息患者になったということは、非常に不公平なことである。ごく一握りの人が公害の被害者になる。他の人はこんな目に遭わなくてすむのに、なぜ自分だけがこんな苦しみを背負わなければならないのか。そしてそれも自分の責任ではなく、ある企業の責任でこんなことが起こったという恨み、つらみが募り、なかなかそれを受け入れられないという状況が続く。そういう意味では、公害の患者さんのほうが死を迎える人よりも状況を受け入れにくいということが現実にある。誰にでも公平に訪れるものは、たとえとてもつらいことであっても受け入れられるが、一般の人には起こらないつらい経験は、なかなか受け入れることができないのだと思う。

それにしてもやはり、自分がやがて死を迎えることを感じることは、強いストレスであろう。死が迫っていると自覚するとき、どのような気持ちになるのかは、当人にしかわからない。

わかるということ

また話がそれるが、私は若いころに大きな失敗をしたことがある。ある患者さんが、「先生、私、だんだん体が弱ってきて、この歳で死ぬのがつらくてつらくて」と言われたので、私は思わず、「そのお気持ち、よくわかりますよ」と言った。すると、その患者さんは急に怒り出して、「先生の若さで、そんなに元気なのに、私のこの気持ちがわかるはずがないでしょう」と言われた。私はすぐに謝った。「ごめんなさい。お気持ちがわかりますよ、と軽く言ってしまいましたけど、そうですよね。わかるはずがないですよね」と。

確かにその患者さんの「死ぬことへのつらさ」がわかるはずがない。常識的にはつらいということはわかる。しかし、「よくわかりますよ」というのは、あまりにも傲慢だった。実際に自分が一回も体験したことがないことを「よくわかりますよ」というのは、それを実際に体験している人に対しては非常に失礼な言葉である。

それ以後は、「よくわかりますよ」というような軽はずみなことは言わないようにしている。どんな気持ちで患者さんのベッドサイドに行ったらいいのか。やはり、「あなたのつらい気持ちは最終的にはあなたにしかわからない。私には本当にあなたと同じような感じでぴたっとはわからないとは思うけれど、少しでもわかりたいと思って、このように毎日あなたのところへ来ているのです」という感じが伝わればいいと思う。そうすると患者さんの心は満たされる。

これと同じような文脈で聞いた話である。親から虐待を受け、大変な状況になり、親と一緒に暮らすことができなくなった子どもたちを預かる施設がある。その子どもたちを指導しているスタッフが、決して子どもたちに言ってはいけない言葉があると、その施設長が教えてくれた。「子どもたちが親から虐待を受けてつらかった」という話をしたときに、「あぁ、気持ちはよくわかるよ」と言ってはいけないというのである。虐待を受けたことがない人が、虐待を受けるということがどんなにつらいことか、本当はわかるはずがないからだ、というわけである。唯一、「そのつらさがわかるよ」と言える人がいる。それは、自分自身が虐待を受けて、その虐待から立ち直り、虐待児の施設で働いているスタッフである。同じような経験をしている人は「わかる」と言っていい。そのときに、できたら「実は、私も君と同じように親からひどい虐待を受けたんだ」と分かち合うほうがいい。そうすると子どもたちは、「この人は、本当に自分の気持ちをわかってくれるんだ」と安心感をもつ。このように「よくわかりますよ」という言葉は非常に危険なのである。

その五

ユーモアのセンスは育まれる

ユーモアセンスと認知

「ユーモアセンスと認知」は最近注目されている分野である。非常にストレスフルな状況に置かれたときに、ユーモアセンスをもっている人は、それをポジティブな認知に変えることができる。

大変困った状況、客観的にみると不都合な状況にあっても、ユーモアセンスをもっている人は、「これは今一番大変だが、きっと事態は好転する」と、ふっと見方を変えることができる。

私は時々ゴルフをするが、先日こういうことがあった。一番ホールでOBし、次のショットがバンカーに入ってしまった。バンカーからなかなか出せないで、パー四のところを九叩いた。この事態をどう認知するかでその日のゴルフが決まる。「あーあ、今日もダメか」と認知すれば、本当に駄目になる。「ここで今日の不運はみんな使い果たした。あとはきっとうまくいく」と認知すると、うまくいくとはかぎらないが、「今日もダメか」と認知するよりスコアはよくなる。

自分にとって不都合な事態でも、ユーモアセンスをもっている人はポジティブに受け取ることができるということが研究によってわかってきた。

ユーモアの育まれ方

ユーモアのセンスは、もって生まれた遺伝的なものなのか、それとも環境によって育まれるものなのか、ということに関しては、あまり研究が進んでいない。私の経験からすると、ユーモアのセンスは遺伝的なものというより、後天的に段階を経て身についていくように思える。その段階というのは、「気づき」と「日常生活での実践」、そして「身につく」という三段階である。

たとえば、ケアのプロセスの中で、ユーモアの大切さに気づくことがある。講演を聴いたり、書物を読んだりしてユーモアの効用に気づくこともある。「気づき」がなければ何も始まらない。次に、気づいたことを「実践」しなければならない。何かおもしろい経験をしたら、それを職場の仲間に伝えて、一緒に笑うのである。また、日常の臨床の中で、ユーモア療法的なことを実践することである。たとえば、患者さんと川柳の交換を実践してみる。実践してみると、「これは確かに効果がある」という感触が得られる。そして、それを繰り返していると、だんだんユーモアというものが「身についてくる」。

私自身のユーモアセンスは、環境によって育まれた要素がかなり強いのではないかと思う。自分は遺伝的にユーモアセンスがあるとはあまり思わない。しかし、自分の仕事の中でユーモアの重要さに気づき、ユーモア療法を実践しているうちにだんだんとユーモアのセンスが身につき、今はまずまずユーモアセンスがある人間になったと思っている。ユーモアセンスというのは遺伝か、環境かという系統的な研究を私は知らないが、自分の経験からすれば、後天的な要素が強いと思う。

悲しみが分かち合える人ほどユーモアがある

つらい状況をいくつも乗り越えてきた人ほど、ユーモアのセンス、特に前述のコーピングユーモア、つまりうまくストレスに対処する能力があるのではないかと思う。

私は以前、「庶民の死」ということを書いたことがある。(1) いわゆる庶民といわれる人々は、つらいことを何回も乗り越えてきている。いわば庶民は連続する「小さな死」の体験者である。

小さな死というのは、たとえば、過去、手に入れようと思ったものが手に入らなかったりしたということである。庶民というのは、この小さな死を積み重ねてきた人々で、行きたい学校に行けなかったり、入りたい会社に入れなくて、また、就きたい地位に就けなくて、欲しかった名誉が手に入らなくて、儲けたかったお金があまり儲からなかったり、というように、自分にとって不都合なことをそれなりに克服しながら、ずっと生きてきた人々である。ずっと小さな死を体験してきた人、つまり小さな死で訓練を積んできた人は、自分にとって一番不都合な「大きな死」

である「本当の死」を比較的うまく受け入れられる。

ところが、小さな死を体験したことがない人は、大きな死、本当の死を受け入れるのが難しい。ある上場企業の企画部長を思い出す。末期の腎臓がんでホスピスに入院してこられた。この人は小さな死を体験したことがなかった。行きたい学校へ行き、入りたい会社へ入り、就きたい地位に就いた。地位と名誉と財産を築きながらも、初めてうまくいかなかったのが、自分の命が五七歳でなくなるということであった。これは大変である。ずっとエリートコースを生きてきたこの人は不都合なことを乗り越えた体験をしたことがない人であった。初めての不都合な体験が一番乗り越えにくい自らの死であった。死を受け入れることができず、「死にたくない」という言葉を最期の最期まで言い続けた。多くの人は大きな死の前に小さな死の連なりを経験する。いわば、多くの小さな死で、大きな死の練習をするのである。

つらさや悲しさは、時には、笑い飛ばす以外に乗り越えられない場合がある。コーピングユーモアはその例である。ユーモアはつらさや悲しさから生まれるものかもしれない。

「庶民の死」ということで、多くのつらかったことや悲しかったことを独特のユーモアのセンスで乗り越えてきた人のユーモアを紹介したい。小さな鉄工所の職人さんで、お子さんを交通事故で失い、自分も職場の機械で右手の親指を失うという二つの小さな死を体験している。小さな死というより「中くらいの死」というべきかもしれない。彼は独特のユーモアのセンスで二つの悲しみを彼らしく乗り越えてきた。

そんな彼が直腸がんの手術を受けることになった。手術後しばらくして縫合不全を起こして、再手術が必要になった。彼にとっては、この状況というのは、非常に不都合なことである。手術の失敗とまではいかなくても、「きちんとしておいてくれたら、もう一回手術なんかしなくてもよかったのに」と、当然ながらやるせない気持ちになった。

手術のときには剃毛をするのだが、彼が再手術をしなくてはいけないときに、やるせない気持ちを振り払うように一つの川柳をつくった。

「再手術 生え揃っても いないのに」

この状況で川柳をよんで、自分のつらさを吹き飛ばした。これはかなりのユーモア力があると思わざるを得ない。やや下ネタ的かもしれないが、この状況下でこういう句をよめるとはすごいことである。

心の余裕とユーモア

「コーピングユーモア」が今注目されていることは述べた。誰もが忙しく、ストレスが多い状況になると、心のゆとりがなくなってしまう。「その一」でも紹介したが、ドイツにおけるユーモアの定義は、「にもかかわらず笑うこと」であるといわれている。「にもかかわらず」の前には、忙しい、ストレスが多い、つらい、悲しい、病気、死が近い……等、多くの笑えない状況が考えられるが、「にもかかわらず笑う」のがユーモアであるというのである。

「にもかかわらず笑える」ためには、そこに「心のゆとり」が必要であろう。ゆとりというのは、「なんとかなるぞというように思える気楽さ」だと思う。神学者のノーマン・ピールが、「主にある気楽さ」という言葉を使っている。私はこの言葉が非常に好きである。この言葉は、「今、自分は非常に大変な状況にある。しかし、きっと神はこの状況を良き様に変えてくださる」と信じることができるということである。「主にある気楽さ」というのは、「世の中なんとかなる」という気持ちを、いつもどこかでもつことができたら、それが「ゆとり」になるということである。

「気楽さ」、「ゆとり」、「ユーモア」という三つがうまく一緒になると、ストレスフルな状況を上手に乗り越えていけるのではないかと思う。

もともとは人間的にすごく温厚でいい人でも、仕事で忙しくなったり家庭でゴタゴタがあったりして、心の余裕がなくなり、急に顔つきや表情が変わったりする場合もあると思うのだが、それにもかかわらず、自分からユーモアを言えたり、笑ったりできるような人になりたいものである。

文献

（1）柏木哲夫：ターミナル・ケアと庶民の死．多田富雄、他（編）：生と死の様式―脳死時代を迎える日本人の死生観、誠信書房、一九九一

その六

いろいろなユーモア

リーダーのユーモア

有名人でユーモアのセンスをもった人は多い。米国のロナルド・レーガン元大統領はその一人である。彼は毎年の一般教書演説をする際、はじめにユーモアに富んだ話をして、皆を笑わせてから本題に入ったという。「はじめに笑いをとってから本題に入る」というのは、彼だけでなく、多くの人がしていることである。笑いは人の心の扉を開く。私も講演のはじめに笑ってもらえるような小話を披露することが多い。笑いで聴衆の心の扉を開き本題に入ると、伝えたいことが伝わりやすいように思う。問題は、笑いの部分だけが残り、本題はほとんど心に残らない場合があることである。

レーガン元大統領の同時通訳者であった村松増美氏の著書[1]を読むと、レーガン氏は、演説冒頭のユーモアを考える人を有給で別に「雇っていた」という。一般教書の内容を伝え、それにつながるようなユーモア話をつくらせたという。彼はそれほどユーモアを大切にしていた。そうすることによって、自分自身でだんだんとユーモアのセンスを身につけていったのではないかと思う。

共和党だった彼が狙撃され、病院に運ばれたときのことである。意識ははっきりしていたが、すぐに手術をしなければいけないという状況であった。数人の外科医、麻酔科医がやってきて、「私たちのチームが責任をもって手術をさせていただきます」とレーガン氏に挨拶をしたときに、彼は「キミたちは共和党員だろうね」と尋ねたという。そしてすぐに「民主党員だったら、何をされるかわからないからね」と笑いながら言ったという。すばらしいユーモアではないか。「その一」でドイツのユーモアの定義である「にもかかわらず笑うこと」を紹介したが、まさにそれを実現させたのである。これに対して、執刀医の言葉が、また、ユーモアに富んでいる。彼は「ハイ、大統領。本日は、私たちみんな共和党員です」と答えた。双方にユーモアのセンスがあった有名な話である。

レーガン氏のユーモアに関してもう一つの話がある。レーガン氏は完治し、来日した。某大学の講堂で講演をしたとき、遅れてきた学生がパイプ椅子を倒し、銃声のような大きな音がした。レーガン氏は本能的に身をかわした。主催者は青くなったが、レーガン氏は「弾はうまく外れた」と言って、何事もなかったように話を続けたという。

自己卑下ユーモア

さまざまなユーモアがあるが、「自己卑下ユーモア」というユニークなユーモアがある。これは、「自分を落とすことによっておかしみを醸し出すユーモア」である。自分に自信がなかったらこの種のユーモアは出てこない。

前述の村松氏の著書(1)から、ある話を紹介したい。レーガン氏がスペインでの経験を語った話である。レーガン氏がスペインで演説を頼まれた際、彼はユーモアを交えて、かなり一生懸命に話した。英語が通じるだろうと思って話したのだが、あまり反応がなく、ちょっと不満に思ったとのこと。彼の次に話した人に対しては、皆手を叩いたり、笑ったりするので、これはお付き合いしなければいけないと思い、一緒に手を叩いたりしていたら、スペインの大使が「おやめなさい」と言う。「どうしたのか」とレーガン氏が尋ねると、「あなたの演説を訳しているのだ」と。結局レーガン氏はスペイン語がわからなかったから、自分が言ったことに対して、手を叩いていたことになる。この話を他の人にしたら、彼が全然スペイン語がわからなかったということがバレるのに、堂々とこの話を人に披露したのである。自己卑下ユーモアの例である。

元米国国務長官のヘンリー・キッシンジャー氏はドイツ人で、一五歳くらいまでドイツで育った。それから移民として米国へ渡った。彼の英語は、少しなまっていて聞き取りにくい。彼も自分の英語が流暢でないということはわかっていたが、それはそれでいいと開き直っていて、直す気もなかった。ところが、日本で講演をした際、村松氏が同時通訳のブースにいたときに、本題に入る前に、「今日は日本語に通訳してくれる人がいて安心した。しかし、英語に通訳してくれる人はいませんよ」と言った。自分の英語は、ひょっとしたら英語の通訳がいるかもしれないほどの英語かもしれないが、英語の通訳者はいないから、そのつもりで、という話だ。これも、すばらしい自己卑下ユーモアである。

倉敷市の柴田病院で、「生きがい療法」をリードしておられた伊丹仁朗先生からお聞きした話である。生きがい療法とは、がん患者等に生きがいをもたせることで気持ちを前向きにし、不安の克服や自然治癒力の向上を図るもので、毎週一回、ユーモアスピーチをやっておられた。一〇人ほどの患者さんが、一人二分くらいのおもしろい話を一週間かけて考え、それを発表してみんなで笑うという。笑うことによって免疫力を高めるのが目的。喉頭がんの患者さんが手術後に声がかすれ、よりハスキーな声になった。その患者さんが、「手術のおかげでこんなに魅力的な声になりました。私は倉敷の森 進一と呼ばれています」と言ったという。これは、非常におもしろい。自分のつらい状況をユーモアにして吹き飛ばしている。これも一種の自己卑下ユーモアである。

文化の違いとユーモア

文化の違いはユーモアにも影響する。現在の会社組織を考えれば、東京中心であり、本社が東京という企業が多い。しかし、たとえば三大都市圏の東京圏、名古屋圏、大阪圏でも文化の大きな違いを感じる。人間性の違いがある。大阪を中心にした関西圏の人の「ボケとツッコミ」のような、ユーモアの力やパワーというのは、他の文化圏よりも強いのではないかと思う。

私もいろいろな学会にかかわってきたが、学会運営の重責を担う理事が全国から選ばれている。理事会や委員会で一つのことを決めていくというときに、関東の人と関西以西の人との持ち味というのがやはり違う。良いとか悪いとかは別として、関東の人は、筋が通るかどうかを優先する。大筋で合意すればいいではないかと思っても、細かい筋にこだわって、議論が進まないときがある。私に言わせれば、どちらでもいいと思えることにこだわる場合が多いように感じる。関西の場合はその辺がアバウトである。まあ、大筋が通っているからこの辺のことはこれくらいでいいではないか、と寛容である。いい加減といえばいい加減でもある。私も関西の人間であるので、細かい筋にこだわるのはあまり好きではない。筋はもちろん大切だが、あるとき、「筋が通らない」という発言を繰り返す人たちがいて、だんだん腹が立ってきてしまい、関西では受けるのだが、なかなか関東では受けないユーモア（?）を言ってしまったことがある。失敗だったとは思わないが、あまりすっきりしないユーモアだった。

「先ほどからいろいろと話し合っているのですが、どうも一部の人が細かい筋論ばっかり言われていて、話が進みませんね。どうもちょっと食べ物が悪いのではないですか？　スジ肉ばかり食べておられませんか？」と。関西の人はものすごく笑って、関東の人は、何をつまらないことを言っているのだという顔をした。これはあまりユーモアとしてよくなかったのか、と思いつつも、このようなユーモアが受けるか受けないかは地域差があるのではと思う。

大阪と東京を比較すると、商人の町と武士の町、ヨコ型社会とタテ型社会という違いがあると思う。どちらが良いとか悪いとかではなくて、「違い」として理解することが大切だと思う。商人の町では「売り手」と「買い手」が笑い合いながら、値段の交渉をし、商売を成立させるという文化があった。笑いが日常生活に浸透していたのである。武士の町では「笑う」ということが、たとえば、「人に笑われるようなこと」はしないようにとか、「笑われ者」とか、ややネガティブな側面をもつのではなかろうか。

ユーモアや笑いについては、国民性の違い、同一国における地域差等があることを理解しておくことが大切である。

文献

（1）村松増美：リーダーたちのユーモア．ＰＨＰ研究所、一九九九

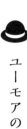

その七　ユーモアのやり取り

ユーモアの双方向性

医療現場では患者さんと医師の信頼関係がとても大切である。ホスピスという現場で、この信頼関係を築くのにユーモアが重要な役割を果たすことを経験した。そしてユーモアの双方向性が成立したときには、信頼関係が深まるということもわかった。

「その二」でも紹介したが、進行した食道がんで、固形物がほとんど喉を通らない患者さん（女性）があった。ある日の回診のとき、「いかがですか？」との私の問いかけに対して、彼女はいかにもつらそうに「ものが通らなくて……」と言った。何か喉を通るものはないかと考えていた私の頭に食べ物が一つ浮かんだ。私は彼女に「トロだったら、トロトロと喉を通るかもしれませんよ」と言った。彼女は「私も一日中トロトロ寝てないで、トロに挑戦してみます」と言った。そばで私たちの会話を聞いていたご主人が「私もトロい亭主ですが、トロぐらいなら買ってきますよ」と言い、すぐに立派なトロを三切れ買ってきた。なんと患者さんは二切れ食べた。文字通りトロトロと入ったのである。

このエピソードにはユーモアのやり取り、すなわち双方向性がある。医師から患者さんへのユーモアの投げかけ、患者さんから医師へのユーモアの投げ返し、さらに家族のユーモア的応答もあった。

ある雑誌の対談で、このエピソードを故 河合隼雄先生（臨床心理学の大御所、元文化庁長官）にお話しすると、先生は「主治医のユーモアが患者さんの食道狭窄をトロかしたすばらしい話ですね」と言ってくださった。私のユーモアの投げかけに、先生はユーモアで応答してくださったのである。ここにも双方向性がある。

駄洒落とユーモアの違い

駄洒落や親父ギャグとユーモアは違う。駄洒落は周りを寒くするがユーモアは温かくする。前述の「トロの話」は駄洒落ではなくてユーモアだと思っている。両方とも起源は、いわゆる「言葉遊び」といえるかもしれないが、ユーモアは「遊び」ではない。「愛と思いやりの現実的な表現」なのである。駄洒落は頭で思いついた洒落を咀嚼せずに、そのまま口に出すので、時には周りを寒くする。ユーモアは頭で思いついたものを一度飲み込んで咀嚼し、「ユーモアとして出す」ことを意識して、口に出すのである。「トロ」と「トロトロと通る」という二つの言葉が頭に浮かび、それを一度飲み込んで咀嚼し、ユーモアの表現として「トロだったら、トロトロと喉を通るかもしれませんよ」という言葉が出たのである。

ユーモア療法

日本ではまだそれほど盛んに行われていないが、欧米諸国のホスピスではユーモア療法がケアの一環としてよく用いられている。私はホスピスでのユーモア療法の一つとして、患者さんと川柳のやり取りをしたことがある。回診のたびに私がつくった川柳を一つ患者さんに提供し、患者さんはご自分の作品を私にくださるという、いわば川柳の交換である。「その一」でも触れた、ある日の会話を再現してみる。

「先生、今日はどんな川柳ですか?」

「今日のはなかなかおもしろいですよ。ある患者さんの体験談を私が川柳にまとめたものです」

「どんな句ですか」

「見舞客 化粧直して すぐ帰り」

「なかなかおもしろいですね」

「あなたのは?」

「寝て見れば 看護師さんは 皆美人」

そばにいた看護師がすかさず、言った。

「座るとダメなの?」

ともすれば暗くなりがちな入院生活を、ユーモアがもつ力を借りて、少しでも和らげたいとの思いから始めた試みである。ドイツのユーモアの定義にも、「にもかかわらず笑うこと」とある。死が近いにもかかわらず笑う力を人間はもっている。

いたわりのユーモア

日常の臨床で、患者さんからいたわられることがある。それもユーモアでいたわられる経験をする。「その一」で紹介した方の例を再び挙げる。

乳がんの肺転移で衰弱が進み、ほとんど寝たきり状態のTさん。ある日の回診のとき、「いかがですか?」との私の問いかけに、ややいたずらっぽい目つきをして、答えた。「おかげさまで順調に弱っております」

この答えを聞いたときに私は、Tさんにいたわられたと思った。

天国と地獄

ホスピス関係の国際学会でアイルランドの女性医師、Aさんから聞いたエピソードである。在宅でホスピスケアを受けていた八七歳の女性患者があった。ある日の往診のとき、彼女はAさんに、「あと数日であの世の感じです」と言った。Aさんは、思わず、「数日で天国へ……そんな感じなのですか?」と尋ねると、患者さんは「私、天国でも地獄でもどちらでもいいのです。きっとどちらにも友だちがたくさんいると思います」と言ったそうである。Aさんは彼女のユーモアに慰められたという。

三途の川

七三歳になるおばあさんと、四〇代の息子さんとそのお嫁さん、三人の家族があった。嫁しゅうとめ関係はうまくいっていて、仲のいい三人が生活しておられたようである。ある日のこと、このおばあさんがお嫁さんに向かって水泳を習いたいと言われた。お嫁さんはびっくりして、「まあ、お義母《かあ》さん、この歳になって水泳を習うってどういうことですか」と尋ねると、おばあさんの答えは「三途の川を渡るときに泳げるほうがいい」。

おばあさんは水泳教室に通いはじめられた。とても熱心に通っておられるので、お嫁さんがどんなところでどんな訓練を受けているのかということで、見にいかれた。その日の訓練が終わって、義母《はは》がお世話になっていることに少しお礼を言っておかないといけないと思い、指導員のところに行って「義母《はは》がお世話になっています。『三途の川を渡るときに泳げるほうがいい』からと、変なことを言いまして」と。指導員は「いえいえ、◯◯さんはお歳の割には進歩が速くて。もうすぐ二五メートルまで泳げるようになられますよ」と言った。お嫁さんはそこで「先生、そこまでいったのはとても嬉しいですけど、一つだけお願いがあります」、「どんなことでしょうか」、「決してターンだけは教えないでください」。

寒かった学会の日

少し古い話であるが、二〇〇三年（平成一五年）三月、大阪で「アジア・太平洋ホスピス大会」が開かれ、私が会長を務めた。三日間かなり寒い日が続いた。国際学会では、いつも会長が開会の挨拶の冒頭でユーモアのある話をする。私もそうしたいと思っていろいろ考えたが、いい考えが浮かばないまま、ユーモアなしの挨拶で始めようと決心した。ところが開会の挨拶直前に小さなユーモアを思いつき、それを採用することにした。私は以下のように挨拶を始めた。

「多くの皆様が大阪のこの大会に参加してくださって本当にありがとうございます。暖かいお国から来られた方々もあると思います。しかし今日は本当に寒いですね。でも、ご安心ください。明日は暖かくなります。実は、私、先ほど気象台に電話をしました。そして明日はもう少し暖かくしてほしいと依頼しました。係員はそうしますと約束してくれましたので明日は暖かくなると思います」

参加者の半分くらいは笑った。この話には続きがある。実は次の日も寒かった。懇親会のときスコットランドの代表者であるD先生が私に近づいてきて言った。「日本の気象台は頑固ですね。忙しい柏木先生がわざわざ電話をしたのに言うことを聞かずに今日も寒いですね」。私は「実は電話に出たのが係長だったのですよ。部長に頼めば間違いなかったのですが」と返した。そこで二人は大笑いになった。私が嬉しかったのは、D先生が私の小さなユーモアにユーモアをもってお返しをしてくれたことであった。

その八

日常生活とユーモア

買いかぶり症候群

ユーモアや笑いは人の心の扉を開く。私は講演をする機会がかなり多いが、本題に入る前に聴衆に笑ってもらえる話をする。たとえば、司会者が演者紹介のとき、私のことを褒めすぎることがある。私自身がやや「居心地の悪さ」を感じるほど「不自然な褒め言葉」で紹介されると、講演の出だしがスムーズにいかない。そんなとき、次のように言う。

「司会の○○先生、ご丁寧な紹介ありがとうございました。ちょっと立派な紹介すぎて恐縮しています。実は○○先生には持病があるのです。ご本人の承諾は得ていないのですが、病名は『柏木哲夫買いかぶり症候群』という難病です」

かなりの人は笑ってくれる。

居眠りの二つの型

本題に入る前に笑いをとる、別の話を紹介する。

「講演の途中で居眠りをする人がいます。居眠りには二つの型があります。縦型の居眠りと横型の居眠りです。大切なことは何々ですと言ったとき、〝そうだ、そうだ〟と縦型の居眠りをしてくださると話しやすくなります。うなずいてくださっているという『美しき誤解』をすることができるからです。しかし大切な点を強調したときに、〝いやいや、そうではない〟と横型の居眠りをされると非常に話しづらくなります。途中で居眠りをしていただいて結構ですが、できれば今日は縦型の居眠りだけにしてくださるとありがたいです」

数字を細かくする

もう一つ、講演の本題前のユーモアを紹介する。

「今日は医療関係の方々と一般の方々の両方が会場に来てくださっているとうかがいました。話の焦点をどこに絞るのがいいかを知るために、本題に入る前にちょっと市場調査をさせていただきます。医療関係の方、手を上げていただけますか。はい、わかりました。では一般の方々、手を上げていただけますか。はい、わかりました。五五対四五ですね」

このように言うと、まず間違いなく聴衆は笑ってくれる。ここで「六対四ですね」と言っても何もおかしくはない。数字を細かくすることでおもしろみが出るというのは、おもしろい現象である。

数字を細かくするということで、もう一つの例を挙げたい。ホスピスの第一線で仕事をしていたときのことである。回診を終え、書類の整理をしていると、電話のベルが鳴った。病棟からで、患者さんの痛みが急にひどくなったので診てほしいという要請であった。私は「わかりました。二分四〇秒後に行きます」と答えた。電話の向こうで、クスっと看護師が笑った。病棟にきっちり二分四〇秒後に着いた。電話をかけた看護師は「先生、正確ですね」と笑顔で迎えてくれた。この場合、「二〜三分で行きます」と言っても何もおもしろくはない。二分四〇秒という数字の細かさと、それを実現させることでユーモアが生まれるのである。

金一封

ホスピスでのもう一つの経験を述べる。ある朝、病棟へ行くと、夜間に三人の患者さんが亡くなったとのこと。夜勤の看護師三人は一睡もできず、みんな目の下にクマができている。私は「ご苦労様。大変だったね。金一封を差し上げないといけないね」と言った。看護師の一人が「本当にいただけるのですか」と尋ねた。私は「すぐに用意するから、ちょっと待っててください」と言って自分の部屋に戻り、紙を長方形に切って「一〇〇〇〇円」と書き、それを封筒に入れ、封筒にも「一、金　壱万円」と書いて病棟に戻り、「はい、金一封」と言って三人に渡した。三人ともその場で紙切れの一万円札を取り出した。一人は「まぁ嬉しい」と喜んでくれたが、もう一人は「これなに?」といった顔つきで無言。最後の一人は押しいただいて「ありがとうございます」と言った。二勝一敗といったところか。

後日聞いたところの話であるが、最後の看護師はこのユーモアセンスに感動して、「一万円」を額に入れて部屋に飾っているとのことであった。

風邪とマスク

日常生活でユーモアの心をもって人と接することは、よい人間関係をつくり出すうえで、とても重要である。ドイツのユーモアの定義に「ユーモアとは、愛と思いやりの現実的な表現である」というのがあることは前述したが、このようなユーモアを提供したいと私はいつも思っている。小さな例を挙げてみたい。病院の事務系のスタッフがマスクをしている。声も少し嗄れている。私は彼に「風邪ですか?」と声をかけた。彼は「ええ。でもたいしたことありません」と答えた。

私はすかさず、「今年の風邪は真面目でよく働く人しかかからないそうですよ」と言った。彼は「納得です」と返した。短い会話の中に、なんともいえない温かい空気が流れた。

理事長ご苦労様

本人が意識せずに、「愛と思いやりの現実的な表現」になった例を紹介したい。先日三人の孫を一週間ばかり預かった。五歳の孫が家内に、「おじいちゃんは何をしてるの?」と尋ねたらしい。家内は「病院の理事長」と答えた。孫は「ふーん」と言って、会話は途切れた。

次の日、この五歳の他、小一、小四の三人の孫にせがまれて、近くの公園の観覧車に乗った。その後、買い物に付き合わされて、かなり疲れた。車が家に着いて、私が「着いたよ」と言った。すかさず五歳の孫が「理事長、ご苦労様でした」と言った。私は大笑いをして疲れが吹き飛んだ。彼は理事長がどんな仕事なのかを理解しているはずはない。祖父は理事長ということだけが記憶に残っていたのであろう。それにしてもタイミングよく一言を発したものだと感動した。彼のユーモアのセンスが順調に育つように願っている。

なぞなぞ遊び

孫に教わったものを紹介する。「子どもがマンションの八階の窓から飛び降りたがケガ一つしなかった。なぜか」というものだ。ひさしに飛び降りたとか、木の枝にひっかかったとかの答えが浮かんだが、何もおもしろくない。答えは「外へ向かって飛び降りたのではなく、部屋へ飛び降りた」というものだ。ユーモアには発想の転換という要素もある。

子どもは「言葉遊び」も好きだ。その中には「ウンウン、なるほど」と思えるものがある。「マンションの屋上で五、六人の子どもが遊んでいた。管理人が見回りにきた。一人の子どもが、『トイレどこ?』と尋ねた。管理人は屋上のすみを指さして、『あそこだよ』と言った。子どもは、『あそこのドアは開かない』と言った。管理人は、『そんなはずはない。おじさんが開けてあげるから、おいで』と言って、ドアの前に行き、ドアを押すと、簡単に開いた。管理人は、『ドアを引いてたんじゃないか?』と言った。子どもはすかさず、言った。『僕たち、オサナイからね』」

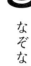

三人旅

落語の枕に使われる短い笑い話の中に、実にうまくつくられたものがある。私がとても好きな枕を紹介する。「お月さんと、お日さんと雷さんの三人が旅に出ました。ある宿屋に泊まって次の朝、雷さんが少し遅く起きてみると、お月さんとお日さんの姿が見えない。宿屋の主人にお二人の姿が見えないがと尋ねると、主人は『お月さんと、お日さんは先ほど発たれました』と答えました。雷さんは一言、『月日がたつのは早いのう』。宿屋の主人は尋ねました。『雷さんはどうなさいますか？』。雷さんは答えました。『しばらくゴロゴロして、夕《ユウ》ダチにする』」

笑いは上から下へ

おもしろい話を聞いたとき、その人の反応は体の上から下へ移動する。頭だけでおもしろさを感じ、それを表現しないレベル。目元にかすかな変化をきたすレベル。明らかに口元に笑みがこぼれるレベル。喉から笑い声が漏れるレベル。手を叩くレベル。腹を抱えて笑うレベル。これはおもしろいと膝を叩くレベル。

この話をある集まりでしたところ、参加者の一人が「もう一つ下がある」と言った。彼の説は「これはおもしろいと足を踏み鳴らすレベル」だった。上には上が（下には下が）あるものである。

その九

川柳のおもしろさ

看取るというのは重い仕事である。私はこれまでに約二五〇〇名の患者さんを看取ったが、看取りが一〇〇〇名ほどになったとき、仕事の「重さ」を感じるようになった。そして、〝ホスピスという仕事を続けていくには、この重さをなんとかしなければ……〟という思いが湧いてきた。

そんなある日、たまたま目にとまった新聞の川柳欄の一句を見て、プッと笑った。それと同時に、ほんの少し、「重さ」が軽くなった感じがした。私と川柳との出会いである。それから川柳の入門書を読んだり、自分で川柳をつくって新聞に投稿したりするようになった。

川柳の三要素というものがあり、それは、おもしろさ、軽さ、穿《うが》ちであるということも知った。軽くておもしろい川柳はいくらでもある。孫ネタといわれるものがその典型である。たとえば、「入れ歯見て 眼も外してと せがむ孫」という句があるが、軽くて、おもしろい。しかし、穿ちはあまりない。穿つという言葉には物事をやや斜めにみるという要素がある。直球ではなく、変化球なのである。皮肉るという要素もある。たとえば「犯人の 名前に親の 夢を視る」という穿ちが効いた川柳があるが、説明をしないとわからない人もある。殺人犯の名前が正義《まさよし》といった具合である。正義を愛する人になってほしいとの親の夢であったが……。三要素を備えた句はそれほど多くない。たとえば、「松茸は まずいものだと 子に教え」などはどうであろうか。

自分の思いを句にしてくれたと思えるような句に出会うと感動する。その例を挙げてみたい。随分昔の話であるが、初孫が生まれ、病院の新生児室へ会いに行った。二〇人ほどの生まれたての赤ちゃんが新生児室にいた。それを見て、私は「この子たち、みんな死ぬのだな」と思った。次の瞬間、生まれたばかりの赤ちゃんを見て、みんな死ぬと思った自分に驚いた。毎日死と対峙しているせいかもしれないと思った。数日後の新聞の川柳欄に載った句に感動した。「誕生のその場で背負う死の定め」という句である。まさに私の思いを見事にまとめてくれた作者に拍手を送った。
毎日新聞の「万能川柳」欄に投稿しはじめてから二五年になる。その間、五七句が当選した。それらを一挙に掲載する。

駅員の 白い手袋 何のため
勝ちを知り 安心して観る ダイジェスト
缶ビール 振ってから飲む 変な奴
捨てられず 宿の歯ブラシ またたまる
月曜日 隣家の目覚し 鳴りやまず
カニ料理 多弁な客を 無口にし
靴磨き 三回すれば 買える靴
ウンチだな 赤ちゃん急に まじめ顔
満票だ あの人自分に 票を入れ

腹割って 話してわかった 腹黒さ
いい匂い 客が造花の 鉢に言う
いい人だ だが悪いとき 現れる
静寂を 破るカメラの 巻き戻し
こんなにも 怒っているのに あくびが出
挨拶と 思えば靴の 紐結び
塾帰り 揃って飲んでる ドリンク剤
火災ベル 時にホントの こともある
相席を 頼まれイヤと 言った彼
聞こえない はずだがバアチャン すぐ笑う
狭いほど 美味い気がする うなぎ屋さん
しみるほど 効く気がするよ 目薬は
エピグラフ 一匹だけとは ひどすぎる
隣席の 新聞声を 出して読み

鄙びてる じっくり見れば 寂れてる
表紙には 親展とある ファクシミリ
見舞客 化粧直して すぐ帰り
刈り下手で 叩き上手な 散髪屋
還暦が 米寿の母に 反抗期
身だしなみ 説いてる社長 そり残し
一〇〇均で そろえたような 引き出物
音楽会 楊枝くわえた おじさんも
一言も しゃべらず四人 フルコース
このすしは じっとしてると 子ども言い
空いた席 あるのに相席 頼む店
やりすぎだ 男子トイレに おむつ台
赤ちゃんが 二時間泣いた グリーン車
やり手との 評価の裏に ある嫉妬

関係が 不明な四人 フルコース

「おあわれみ」三回続けて 言えますか

カーナビの 目じるし消えて 不況知る

最悪だ サシミ弁当 チンをした

その人の 時代すぐ去る スポーツ界

上役の グチで二時間 新幹線

笑うまで とても上品 だった人

ほこりかと はらえば服の 柄だった

オバサンで 静かな人も 時にいる

予想とは 逆のドア開く 新幹線

勝ちに似た 引き分けという 負け惜しみ

手放しで 喜んでたら こけちゃった

赤ちゃんが 二時間泣いた 離陸あと

唇の 薄さ気になる 新社長

「北」だけである国を指す世の不思議
幸せはスープがしっかりさめる距離
年一度載るから万柳やめられぬ
「わかります」簡単に言うカウンセラー
丸文字の看板がある墓石店
あと味の悪さ残った食事会
（以上、毎日新聞「万能川柳」当選句）

一つの分野は時間が経つと細分化されるというのが世の常である。たとえば医学の分野も然りである。昔は、内科、外科、産婦人科、小児科等、大きなくくりしかなかった。昨今では、循環器内科、呼吸器内科、消化器内科等と細分化された。川柳の世界でもこの細分化が起こっている。かなり有名になった「サラリーマン川柳」は、一般の人たちの投票でその年の入選（ベスト10）句が決まる。最近、歴代の一位の句からさらに選ばれたのは「まだ寝てる帰ってみればもう寝てる」（遠くの我家氏）。

「シルバー川柳」も有名である。シニア世代の作品を集めたもので、自虐的な句が多いのが特徴である。たとえば「誕生日 ローソク吹いて 立ちくらみ」（今津 茂氏）という句がある。「遺言川柳」という分野もあり、「墓石は 軽くしてくれ 肩がこる」がその例である。「毛髪川柳」もあり、「顔洗う どこまで額か わからない」というような句である。

私は金城学院大学の学長時代に「キャンパス川柳」という試みをしたことがある。明るくて元気に満ちたキャンパスづくりの一環として考えたことである。学生生活の中で考えたこと、感じたこと、体験したこと等を川柳として投句してもらい、私が選者になって「学長賞」として表彰し、その句を「しおり」にして、学生、教職員に配布する。選考はかなり難しい。川柳としてはおもしろいが、それを学長賞としていいかどうか迷う場合がある。ある年の作品に「寝坊して開きなおって自主休講」というのがあった。川柳としてはとてもいいと思った。ただ、内容的に「学長賞」としていいかどうかの迷いがあった。副学長に相談したところ、「うーん、おもしろいですが、学長賞としてはどうですかね……」と言われ、断念した。その年の学長賞は「次こそは下の名前で 呼ばれたい」という乙女心をよんだ句にした。

その一〇　日本のユーモア、西洋のユーモア

米国のユーモア

随分昔になるが、三〇歳から三三歳まで米国に留学した。セントルイスのワシントン大学で精神科のレジデント（研修医）をした。米国の文化に触れる貴重な経験であった。米国の文化の一

つの特徴として、ユーモアと笑いがある。彼らはよくジョークを言い、よく笑う。ジョークが日常生活の一部として、その位置を占めているように感じた。

彼らはパーティーが好きだ。自宅を開放して人々を招待する。パーティーではいろいろなジョークが飛び交う。ジョークの中でも、医者ジョーク、弁護士ジョークをよく聞いた。医者と弁護士は米国社会ではジョークの対象になりやすい。日本でも医者はジョークになりやすいが、弁護士はそうでもない。あるパーティーで聞いた医者ジョーク、弁護士ジョークを紹介する。

右下の奥歯が痛むのでパーティーで会った歯科医に相談すると、ものを噛むとき、左の歯で噛むように言われた。「それはすでに実行している」と言いたかったが、黙っていた。数日後、歯科医から、かなり高額の診察料請求書が届いた。診察もしていないのに、支払う必要があるのか、知り合いの弁護士に電話で尋ねると、やはり支払うべきとの返事。しかたなく支払った。数日後、弁護士から、かなり高額の相談料の請求書が届いた。もちろんこれはジョークとしてつくられた話ではあるが、米国の実情をやや誇大して表現したものと考えられる。

ホスピスでの働きが認められ、一九九四年、私は米国の死生学財団から、日米医学功労賞をいただいた。ニューヨークで授賞式があり、その際、五番街の本屋に寄った。とても印象的だったのは、地下に「ユーモアコーナー」があり、かなりの面積を占めていたことだ。そのコーナーにdoctor's humorとhospital humorという棚があった。医師や病院がジョークの対象になっていることがわかる。

米国人のユーモアについてテレビで観たエピソードを紹介したい。二〇一七年一一月三日の午後七時のニュースである。ドナルド・トランプ大統領が補佐官に任命（当時）したハーバート・マクマスター氏がNHKのインタビューに応じた場面であった。インタビュー室に入ってきたマクマスター氏は笑顔で、「こんな服装でいいですか？　ネクタイはこれでいいですか？」と尋ね、その次に「髪の毛はこれでいいですか？」と言った。周りの人はにこやかに笑った。彼はいわゆる「坊主頭」で、髪の毛は一本もない。単独インタビューという緊張する場面で、彼独特のユーモアのセンスを発揮し、和やかな雰囲気をつくり出したのである。とても米国人らしいと思った。

西洋のユーモア

ユーモアやジョークに関する書物はかなり多く出版されている。なかでも昔に出版された本は、米国をはじめ、西洋のユーモアについて書かれたものが多いように思う。『ユーモア名句&ジョーク』(1)もその一つで、西洋のユーモラスな名句とジョークを一〇〇〇ほど集めたものである。その中から、私が気に入ったものを取り上げてみたい。

・「あたしに一つだけ神をないがしろにしている罪があるわ。それは、虚栄というものよ。あたし、毎朝鏡をのぞきこんで、自分はなんて美しいんでしょうと思うの」
「それは罪じゃないよ。単なる思いちがいだよ」

・強盗はあなたの金か命かどちらかよこせという……女はその両方を要求する。

・「あたしを愛してる?」
「ああ、愛してるさ」

「あたしのためには、死んでもいいと思う?」

「いや、ぼくの愛は不死の愛だ」

・墓地のまわりの柵は馬鹿げてると思う。なかにいる人は出てこられないんだし、外のものは入りたくないんだから。

・医者「ああ、ジョーンズさん、今朝の気分はどうだね?」
ジョーンズ「はい、ずっとらくになりました。ただ、呼吸が少し苦しくて」
医者(うっかりして)「それは困ったな、じゃ、呼吸の止まるような薬でもあげましょうか……」

加島は前掲書(1)の中で、米国人が最も得意とするユーモアは相手をむき出しにしたり、引き落としたりするものだと述べている。彼は米国のユーモアの特徴から、米国という国の特徴を論じていて興味深い。

古い歴史・文化をもつ国の国民は、たとえ自国に戦乱や革命があったとしても、既成の権威や価値をどこかしら尊敬している。特に一般人の感情にはその傾向がある。しかし米国では、インテリ層ばかりか、庶民層も既成の権威や価値を尊重しない。はじめに「神の下で人は平等だ」とする人間観があり、やがて政治では王も貴族も大僧正もいない民主政治をしっかりと立ち上げた。

さらには世界各地から流入した民族による雑居のために、単一の権威が力を振るいにくいものとなり、国民はむしろ権利や権力に対してアレルギー反応をもつまでになった。このようにして米国人は、自由に比較したり落としたりする方法を用いて対象を笑い飛ばすようになった。

日本の笑いの特徴

一．馬鹿らしい笑い

日本のお笑いの典型は、馬鹿らしく、くだらないことを出演者がしっかりと本気でやる、いわゆるお笑い番組である。米国留学中、私はこの種の番組をテレビで観たことがない。やはりこれは日本独特の笑いのセンスだといえると思う。

これに対して欧米人の笑いは皮肉っぽいものか、ややブラックジョークに近いものが主で、考えさせる変化球の笑いが多いように思う。時には、日本人にとっては居心地が悪くなるようなものもある。日本の笑いの中でも穿《うが》ちが効いた川柳などは変化球なのであるが、少なくとも現在の日本においては、馬鹿馬鹿しいが、わかりやすく、安心して笑える直球の笑いが好まれているように感じる。

二．チームプレーの笑い

ボケとツッコミが存在する漫才は日本的な笑いである。これもワンマンショーが主流の欧米の笑いとの違いである。ボケはまさしくボケるのであって、中心を外し、常識や既成の概念をひっくり返し、秩序に対して混沌を提示し、中心に対して周辺を担い、忍耐に対しては欲望を、真面目に対しては遊びを説き、権力に対しては反権力を、安定に対しては不安定を、誠実に対しては狡猾を、成功に対しては失敗を、というようにこの世のマイナスの半極を担っている。ツッコミは秩序、安定、中心、常識、概念、真面目、忍耐、勤勉、誠実、成功といったプラスの半極を担っている。

国民性を反映させたユーモア

最後に、作家の五木寛之氏がユーモアについて興味深い文章を書いているので紹介する。(2)

「チェコの議会で、わが国も海軍を持とうじゃないか、という提案があった。チェコは海を持たない国である。周囲はすべて他国と陸続きなのだ。その提案が出ると、すぐに反論がきた。

『わが国には海がない。海を持たないのにどうして海軍が必要なんだ』

すると提案者が答える。

『しかし、ソ連にも文化省があるではないか』

当時のチェコスロバキアの人びとの鬱屈した感情がよくあらわれているジョークである。どことなく意地が悪く、いかにもチェコらしいところがある。すぐには笑えないジョークで、しかも、ふふん、と鼻で笑う感じだ。」

ユーモアと国民性は切っても切れない関係にあるようだ。

文献

（1）加島祥造（編）：ユーモア名句&ジョーク．講談社、一九八六
（2）五木寛之：生き抜くヒント！ 週刊新潮、五五頁、二〇一七年一二月七日号

その一一　ユーモア、笑いの研究

ユーモアや笑いは、学問、研究の対象になりにくいと思われがちであるが、必ずしもそうではない。本文の締めくくりとして、この分野の学術団体および研究をいくつか紹介したい。

日本笑い学会

一九九四年（平成六年）七月九日の設立。ホームページによれば「『笑いとユーモア』に関する総合的研究を行い、笑いに対する認識を深め、笑いの文化的発展に寄与することを目的とする。『笑いとユーモア』に関する研究は、これまでは、哲学、心理学、文芸学、人類学、医学などの分野で専門的に行われてきたが、本学会は、各専門分野を超えて交流を深め、笑いの総合的研究を目指す」[1]という。

国際ユーモア学会（The International Society for Humor Studies：ISHS）

本部事務局は米国・オークランドのホーリーネームズ大学にあって、マーティン・ランパート教授が事務局長を務めている。会長も理事も存在するが、彼らは世界に散らばっていて、事務的な作業はすべて事務局長がさばいている。会員はEメールを使い、会長・理事選出もメールで行う仕組みになっていて、インターネットがあればこその学会である。(2)

米国ユーモアセラピー協会(The Association for Applied and Therapeutic Humor：AATH)

一九八七年に看護師のアリソン・クレイン氏によって創設されたもので、ユーモアをさまざまな治療的な場面に応用することを進めている。それを「therapeutic humor（治療的ユーモア）」といい、メンバーは学者、心理士、カウンセラー、医師、看護師、ソーシャルワーカー、牧師、企業の役員、教師等、ユーモアが重要視される職業に従事している人々である。(3)

笑顔の研究

笑いの研究から、私自身もかかわったものをいくつか紹介したい。若いころ、大学の精神科の教室で先輩である角辻 豊氏の研究を手伝ったことがある。世界で初めて、顔の表情をつくる顔面筋に直接、直径八マイクロメートル（一〇〇〇分の八ミリメートル）のステンレス鋼線を刺入して筋電図をとるというユニークな研究である。(4) とても細い鋼線なので、毛穴から刺入すると、ほとんど痛みは感じない。手先の器用さが要求され、日本人らしい研究である。

この研究で、ある女優さんに協力してもらい、顔面のいろいろな筋肉に鋼線を刺入し、テレビに録画した漫才の番組を観てもらった。笑ったところで写真を撮る。できあがった自分の写真を見てもらって、筋電図をとりながら、それと同じ笑顔を演技でつくってもらい、写真を撮る。二枚の写真を一〇人の精神科医に見せたところ、漫才で笑った写真と演技で笑った写真の区別がつかなかった。ところが、筋電図を分析すると漫才で笑ったときの笑筋（えくぼをつくる筋）の放電波がはっきりと高いことがわかった。この研究で私が最も感動したのは、人間の目よりも、筋電図のほうが正確に人の表情を読み取るということである。この実験を考え出した先輩の目の付け所にも感心した。

さて、苦々しく思いながら、しかたなく笑うことを苦笑いという。「弱点を突かれて苦笑いする」などと使う。角辻先輩はこの苦笑いの顔面筋電図の研究をしたいということで、研究グループで話し合い、まず苦笑いの写真を集めて、その特徴を知ろうということになった。人が苦笑いをする瞬間の写真を集めるのはかなり難しい。苦笑いをするような状況をどうとらえるかが大きな課題であった。そこで私は一つの提案をした。カメラを持って電車に乗り、扉近くに立つ。扉が閉まりかけたときに慌てて走ってきて、眼前でドアが閉まった人は「苦笑い」をする。その瞬間をカメラに収める。写真を撮られたことに文句を言いたくても、ドアが閉まっているのでどうしようもない。少し時間がかかったが二〇枚ばかり集めて、グループで苦笑いの特徴を探す試みをしたが結論が出なかった。さらに、電極をつけて苦笑いをしてもらうことは困難を極めるのではないかということになり、私の努力は報われず、苦笑いをするしかなかったのである。

表情の研究

統合失調症の患者さんの「表情が硬い」というのは古くから知られている。しかし、この表情の硬さがどこからきているのかはよくわからなかった。われわれのグループの一人は統合失調症の患者さんとうつ病の患者さんの協力を得て、顔面筋の筋電図をとり、その特徴を調べた。その結果、統合失調症の患者さんは皺眉筋の筋放電が特徴的に高いことがわかった。眉間にしわをつくる筋肉の緊張が表情の硬さをつくっていたといえる。

うつ病の患者さんでは、口角下制筋（上唇と口角を下方に引く筋肉）の放電が高く、これが、独特のうっとうしそうな表情と関係している。

ハワイに行ったときに日系老人の表情が同年代の日本の老人と明らかに違うことに気づいた。少し西洋風なのである。まったく同じ日本人の血が流れているのに表情に差が出るのは、環境の違いからくるのではないかと推察される。日系老人の顔面筋電図をとると、眼の周りの眼輪筋と口角を上げる口角挙筋の筋放電が高いことがわかった。ハワイの老人は日本の老人に比べて、よく笑い、よくしゃべるからかもしれない。

笑い測定器

関西大学の木村洋二教授（二〇〇九年（平成二一年）八月没）は、笑いの量を測定できないかを考え、笑いの測定器を開発し、笑いを測る単位も公表した（二〇〇八年（平成二〇年）二月）。

笑いを測るのは世界で初めての試みで、外国にも広く報道された。木村教授は測定器を「横隔膜式笑い測定器」と名づけた。笑うと横隔膜が振動する。その電位の変化を測定し、コンピュータ上にグラフ化して表示する。笑っている状態がリアルタイムで視覚的に確認できるのである。笑いの量を測って数値化することを考え、数値の単位をaH（アッハ）とした。この笑い測定器が小型化され歩数計のようになれば、毎日の笑いの量を把握することができるようになるだろう。[5]

笑いと健康

「笑いが健康にいい」ということは、昔からよくいわれている。それを実証する科学的なデータを紹介したい。たとえば精神神経免疫学の立場から、笑いと免疫能の関係を確かめるため、寄席に来た人を対象に、がん細胞と闘う免役細胞の一つ、ナチュラルキラー細胞の活性（NK活性）を調べた。その結果、開演前に比べ大笑いをした後がはるかにアップすることがわかり、一九九二年（平成四年）六月、日本心身医学会で発表された。

一九八七年（昭和六二年）夏、がん患者のモンブラン登頂で話題を呼んだ「生きがい療法」（「その六」参照）を指導した伊丹仁朗医師らは、なんばグランド花月で実験。がんや心臓病の男女一九人から開演前後に採血し、三時間の笑いの効果を調べた。その結果、ＮＫ活性は、笑う前に数値が基準値より低すぎた人はすべて基準値あるいはそれ以上の値までアップし、高すぎた人の半数が基準値内の数値に戻ったのである。(6)

文献

（1）日本笑い学会ホームページ：日本笑い学会の概要（http://www.nwgk.jp/introduce/introduce.html）（二〇一九年一月二八日参照）
（2）井上宏のＷＥＢサロン「第59回　関西大学で『国際ユーモア学会』を開催」（http://winoue.com/rensai/59-2）（二〇一九年一月二八日参照）
（3）Association for Applied and Therapeutic Humor：About AATH（http://www.aath.org/）（二〇一九年一月二八日参照）
（4）角辻　豊：冗談の通じる人、通じない人―実践・笑いの講座．法研、一九九八
（5）井上　宏：笑いの力―笑って生き生き．関西大学出版部、二〇一一
（6）伊丹仁朗、他：笑いと免疫能．心身医　三四：五六五-五七一、一九九四

以上第一幕は『作業療法ジャーナル』の連載より構成した。

第二幕

われを忘れて笑う

対談 ◆ 井上　宏

●井上　宏
関西大学名誉教授、「日本笑い学会」顧問。一九三六年大阪市生まれ。一九六〇年京都大学文学部哲学科社会学専攻卒業。読売テレビ放送勤務を経て、一九七三年関西大学社会学部専任講師、一九八一年同学部教授。一九八九年フルブライト招聘で米国・ロックハースト大学客員教授。一九九四年総合情報学部に移籍。同年「日本笑い学会」設立、二〇一〇年七月まで会長。

主な著作に『笑いの人間関係』講談社、『笑いは心の治癒力』海竜社、『笑い学のすすめ』世界思想社、『笑いの力』関西大学出版部など。

笑いを経験するということ

柏木　井上　宏先生と初めてお会いしたのは、二〇〇三年、名古屋の金城学院大学で開かれた「第一〇回日本笑い学会総会」でした。当時私は同大学の人間科学部に勤務していたこともあって、『ターミナルケアとユーモア』という題で講演をさせていただきました。それ以後、何回か学会や講演会でご一緒させていただき、先生の幅広い知識と深い洞察に、多くのことを学ばせていただきました。本書の出版に際し、対談を含めたいとの思いが起こり、ぜひ井上先生にお願いしたいと思った次第です。

井上先生は一九九四年に「日本笑い学会」を設立されて、以降も笑いを総合的に研究されています。私は川柳にしても、自分で経験したことを自分なりに書いているわけで、先生のように研究者的なところがないんです。

井上　柏木先生のよまれる川柳は、いつも状況が具体的で、感心しています。結局、ユーモアや笑いというのは、経験が大事ですよね。実際に自分が笑うという経験が。本などを読んで頭でおもしろいと思うときがありますが、笑いは体にかかわりますので、自分で笑ってみて笑いはわかると思うのですが。つまり、自分で笑ってみて、初めておかしみがわかるという。

柏木 笑うから、おもしろいというところもありますね。

井上 確かにそうですね。哲学者のアランも『幸福論』(1)の中で、「幸せだから笑うのではない、むしろ笑うから幸せなのだ」といっています。

柏木 心理学者のジェームズとランゲの「悲しいから泣くのではなく、泣くから悲しいのだ」というのも、逆説的ですが、かなり真理が含まれていますよね。

井上 アランは笑いを食べることになぞらえて、おいしいかどうかは食べなければわからない、まず食べなければいけないともいっています。笑いもそう、実際に笑わないとわからないんですよね。

柏木 食べないと味がわからないように、笑わないとおかしみがわからない。なるほど、それも真理ですよね。

井上 最近はテレビでも、誰かがどこかに行って、おいしいものを食べて、レポートするという番組が多いですね。出てくる言葉はほとんど同じですし、食べずに観ているほうは、なんにもおもしろくない（笑）。料理の味は食べてこそわかる、まさにそう思います。

柏木 私、そういう番組で、一つだけ楽しみを見いだしました。レポーターは料理を口にして、例外なく「うーん」って言うんです。レポーターが「うーん」って言わない番組を発見するまで観ていようと（笑）。変な挑戦です。

「笑い講」の笑い

井上 食べることでいうと、「おいしい」と言って、われを忘れる瞬間。それが、おいしさがわかるということではないかなと。笑いにも、似たところがあるような気がするんです。夢中で笑ったときは、われを忘れますよね。

柏木 われを忘れて笑うって言いますもんね。

井上 余計なことを考えたら、笑いが止まりますね。私は「笑っている最中」と言うんですが、持続するにしても、瞬間にしても、笑いには「最中」があります。そしてその最中、ふわっと何気なく、息を吐いた瞬間、笑顔がふっと浮かび出る瞬間には、おそらく人は何も考えていないの

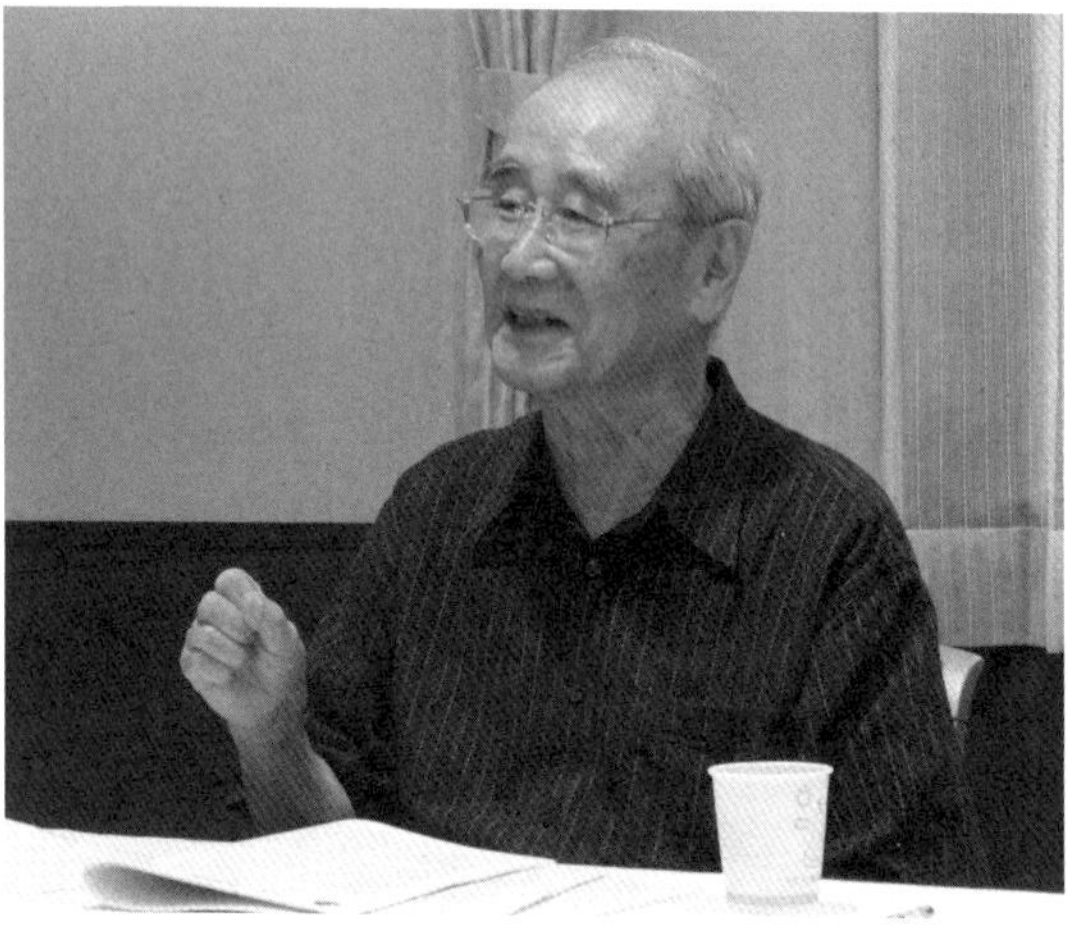

井上　宏氏

ではないかと。

柏木　心が空っぽになるんですね。

井上　そういう感じじゃないかなと。それが持続して、「わっはっは」と笑うことがあったとしたら、その笑っている間、それこそわれが飛んでしまって、何も考えていないのではないかと思っています。

柏木　そういう意味では、「笑い講」などは、笑いがかなり持続しますよね。持続している間はわれを忘れているわけで、非常に免疫機能が高まっているんじゃないでしょうか。

井上　山口県防府市の「笑い講」は有名ですね。一二月の第一日曜日に地域の人々が集まって、豊作を願って笑い合うという、八〇〇年ほど続く神事です。私も参加させていただいたことがあります。笑い役が大榊を持って、思い切り三回「わっはっはっは」と大笑いするんですが、笑い方が少ないと長老が金だらいを一つしか叩かないんです。昔の「のど自慢」みたいなものですね。

柏木 鐘、一つですね。一つだとどうなるんですか。

井上 鐘一つやったら、やり直しなんです。つまり、それでは神様に通じないという意味でしょうね。あれは、神様に捧げているわけですから。

柏木 奉納ですね。

井上 神様に笑っていただかなあかん。そやから、腹の底から思い切り笑わないかんということでしょうね。思い切り笑うことができたら、長老がゴンゴンゴンと、金だらいを叩くんです。

柏木 鐘三つですね。それで、笑い役で笑っているときに、実際におもしろいという情動は伴ってくるのですか。

井上 そういうことは、一切考えません。ただただ、お腹から声を出して、思い切り「わっはっはっは」とやるわけです。何も考えていないですね。

柏木 空になるわけですね。

井上 どんな情動が起こってくるかとか、おもしろいとかおもしろくないとか、そういうことは何も考えないで、ただただ、笑う。長老から、村人の幸せがかかっていると聞いたものだから、もう一生懸命笑わないかんと、本人は大真面目です。周りで観ている人は、その様子がおもしろくて笑っていますが（笑）。

私は笑い方がよかったようで、褒められたんです。笑い方を。

柏木 さすが、笑いの研究者。

井上 もう一回お願いしますということで、続けて二回やりました。そしたら頭がぼーっとして、真っ白。その真っ白になったという感じも、笑い終わった後で自分の心理を振り返ってみて、初めてわかるわけです。まさに、われを飛ばしていたようで、雑念が一切起こらない。笑い終わった後にやっと自分を取り戻すというか。

そしてなんとなく、笑い終わった後、気持ちが軽くなっているんですね。自分の中に抱えていたいろいろなものを吐き捨てたような、生まれ変わったような感じです。

笑いの効用

柏木 よく、笑いの生理学的な研究で、笑う前と笑った後のＮＫ細胞（ナチュラルキラー細胞）

の活性を測定したものがありますよね。「笑い講」の場合、笑う前と笑った後の血液中の免疫機能を測るような研究はあるんですか。

井上 「笑い講」を対象にしたものは、ないんです。

柏木 興味深い結果が出そうですね。

井上 笑った後にNK細胞が活性化しているかとか、そういうことは調べられますが、そのときの意識の変化を調べるのは難しいんじゃないかなと。

柏木 確かにそれは難しそうですね。ただ、私は笑いの効用がもっと広く知られたほうがいいと思っていまして。たぶん日本人の特性もあると思いますが、この物質がこれだけ増えたとか、そういうはっきりとした生理学的な証拠があると信用されやすいようです。座禅や瞑想で、開始してから終わるまでの脳波の変化を測定した研究はありますよね。

井上 最近、そういうデータがいろいろ出てきていますが、私は、笑ったときに体の中で何が起こっているのかは、まだまだわからないという気がするんです。

たとえば、先生が本書（19頁・65頁）でもご紹介されているトロのお話。

柏木 朝日新聞の「天声人語」でも紹介されたエピソードです。

井上 食道がんの末期でものが喉を通らない患者さんとの、「トロだったら、トロトロと喉を通るかもしれませんよ」、「私もトロトロ寝てないで、トロに挑戦してみます」という会話もおもしろいのですが、本当にトロが二切れも喉を通ったと。それがなぜだかわからない、担当の柏木先生もわからないとおっしゃったという。

柏木 いまだにわからないんです。

井上 これには、深く印象づけられました。やっぱりわからないんだなと。

もう一つ、『笑いと治癒力』[2]のノーマン・カズンズは、膠原病の治療でビタミンCの摂取と笑いを取り入れるのですが、笑いが効いたといっています。その本を読んでも、結局、なぜ笑ったら膠原病がよくなったのか、わからないんです。結果的にはよくなったけれど、体の中で何が起こっているのかはわからない。

「日本笑い学会」では、笑い学を総合的に研究していますが、実は、そのあたりに迫っていきたいわけです。笑いの研究としては、心理学の研究者が心理学の範疇で実験して論文をお書きになることが多いし、医学や生理学のほうでも笑いの研究があって、それはそれでよいのですが、やっぱりそれぞれの枠の中なんです。

柏木　枠を超えたところが、一番おもしろそうですね。

井上　もっと超えてほしいんです。

人間はなぜ笑うのか

柏木　社会学を専攻された井上先生が生理学的なことにも関心をもたれたのと同じように、たとえば心理学をやっている人が心理学に閉じこもらないで、社会学的な広がりから「関東の笑いと関西の笑いはなぜ違うのか」とか「日本の笑いと西洋の笑いはどう違うのか」とか、そういう分野に乗り込んで、そこで交流すればおもしろいと思います。

井上　同時に、人間はなぜ笑うようになったのかということも問題にしていけばおもしろいなと。先日

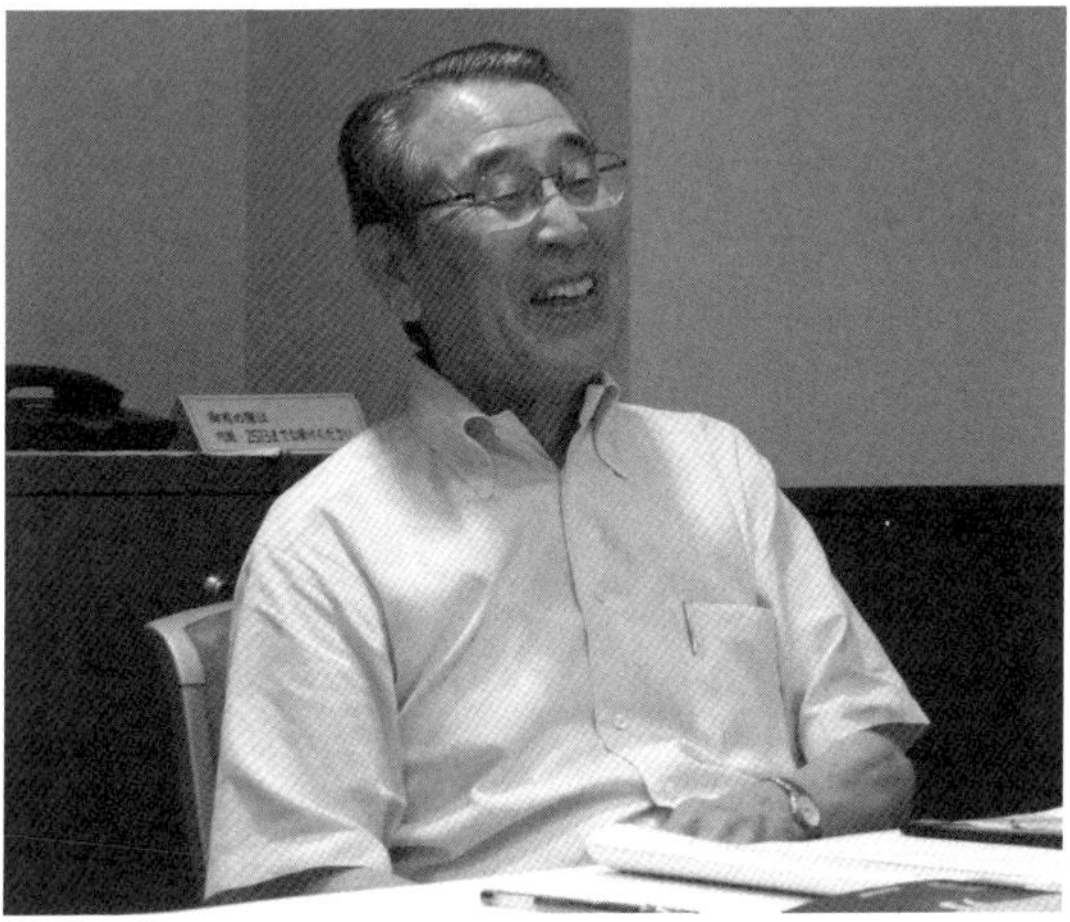

柏木哲夫 氏

の日本笑い学会で、京都大学の山極壽一先生に記念講演をしていただいたのですが、山極先生は霊長類学者でしょ。スケールも大きいわけです。進化論から始まります。なんと、共通の祖先からゴリラやチンパンジーと分岐して人類が出てくるという、七〇〇万年前くらいから話が始まって、現代まで。ゴリラも笑うという話から、人間も笑うという話に入るのですが、真ん中にチンパンジーの話も入ってきて。ご自身は「ゴリラ学」と言うてはりますが、こうなるともう、何学関係なしですね。

柏木 われわれの領域では「スピリチュアルペイン」という言葉がありまして、つまり人間は、身体的な存在で、精神的な存在で、社会的な存在で、霊的な存在で、その霊の部分というのが、類人猿と人間との一番大きな違いではないかと。私は最近、人間のもつ宗教性、霊性とか魂の部分というのが、どこかで笑いに関係しているんじゃないかと思っています。

井上 そこの関係性を見いだせたら、すごいですね。

私自身は笑いを説明するときに、そもそも人間は笑う存在だということを前提にして話していますが、どこからそう思ったかというと、「新生児微笑」です。

柏木 あれは、筋肉の引きつりじゃないですからね。

井上 人間は生得的に笑う能力をもっているると解釈しないと、新生児微笑は解けないです。遺伝子に書かれているのかどうかはわかりませんが。

柏木 私は子ども三人、孫六人、見ていますが、あれは微笑ですね。

井上 つまり、人間であるかぎりは、どんな人種、どんな民族も、潜在的に笑う能力をもっていると。ただ、顕在化するかしないか、ここで差が出てくる。笑いは自然や風土、社会の構造とか、いろいろな条件が絡んで、その条件に従って顕在化してくる、そういうふうに解釈すれば、共通の笑いがある一方で地域によって笑いが違ったり、人によって笑いがわからなかったりするのも当たり前で、笑いはまさに多様であるということですね。

笑いを妨げるもの

柏木 人間は本来、皆、笑いたいんだと思います。きっと遺伝子的にも笑いに関するものが含まれていて、笑いたい。笑えないのは、笑いを引き出すものを妨げている覆いがあるからだと思います。

私はもともと精神科の医者ですし、ホスピスを始めてからも、うつ症状のある患者さんをたくさん診てきましたが、笑いを奪うのは「うつ」なんです。うつ病の患者さんは笑えないんです。「うつ」から解放されて、症状がよくなってくると、必ず笑いが出てくる。だから、「うつ」は笑いを奪う。心の問題は、一番大きいです。

あと、ホスピスを始めてから特に感じたことは、「痛み」も明らかに笑いを奪います。激烈な痛みがあると患者さんは絶対に笑いませんが、痛みがコントロールされると必ず笑いが戻ってくるんです。「うつ」と「痛み」は、笑いを奪う二大敵といいますか。

井上 「うつ」と「痛み」は、どうしても付きまとうんですな、人間に。だから、潜在的に笑いをもっていると同時に、笑いと相反するものも、人間は抱えているということになりますね。

相反するものを抱えるということでいうと、人間の細胞も、がん細胞が絶えず発生していると同時に免疫で排除されて、新しい細胞がどんどん生まれることで、入れ替わっていくと聞きますけれど。がん細胞と同じように、「痛み」にも、感じていない痛みというのがあるのかもしれませんね。表に出てきていない痛み。何かのときに、「痛み」として発生してくるという。

柏木 「痛み」を覆っているものが何かあって、その覆いがとれたら、「痛み」が元気を出して……

これ、あるかもしれませんね。

井上　そして、われを忘れて笑って、息を吐くときに、同時に過去のものを捨てていってるんじゃないかと。過去の記憶とか。つまり、笑いがそういった「痛み」を吹き飛ばしているんじゃないかと思っています。笑うと元気が出てきますし、過去の記憶はだんだん薄れていきますよね。

新しい命を生み出して、一方で捨てていく。生み出して、捨てて、生み出して、捨てて。この相反することを笑いは両方やっているんじゃないかと。笑いの構造というのは、そんな感じなんではないかと思ったりするわけです。

柏木　笑い飛ばすっていうこと、ありますよね。笑いには、つらい状況を吹き飛ばす、大きな力があるんでしょうね。

井上　笑い飛ばす、捨てる、消す、忘れるといった笑いの働きが、もっと強調されるといいと思っています。笑ったらこんな有益なことがありますという話もいいのですが、笑ったら捨てられる、笑って捨てようやないかと。ここにもっと注目したらどうかと思うんです。

にもかかわらず笑う

柏木 先生のお話に近いジャンルでいうと、つらい状況をユーモアのセンスで乗り越えようという「コーピングユーモア」というものがありますよね。

本書（38頁）でも紹介しているのですが、末期がんの患者さんの奥さんがよまれた「がん細胞正月ぐらいは 寝て暮らせ」。これなどは典型的な例だと思います。正月を、やっと家で一緒に迎えることができた。これが最後の正月だな、これでもう駄目なんだなって、すごく悲しい思いがして、でもこの悲しさにのめり込んでしまったらいけない、なんとかしないといけないという気持ちをもっておられたときに、この川柳が浮かんだと。これをつくって、色紙に書くという作業をすることによって、この悲しさにぴたっとくっつくのではなく、悲しさをちょっとだけ、横へ吹き飛ばした。これ、すごく大きな力なんです。今、先生のお話をうかがって、思い出しました。

井上 先生がご紹介されているお話で、余命いくばくもないがん患者に「いかがですか？」と問いかけたら、「おかげさまで順調に弱っております」と返ってきたというのもありましたね（12

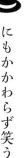

頁・68頁)。これもすごいですね。吹き飛ばしですね。

柏木　こんな言葉、なかなか出ないと思います。

井上　普段の心のもち方というんでしょうか。悲しみにべったりということではなく、ちょっと突き放したところから自分を見つめて、対象化するという。この自分を見つめるっていう部分は、ゆとりなんでしょうね。広い意味で、ユーモアかもしれませんね。

柏木　本来は、ゆとりなんかないわけですよ。

上智大学名誉教授のアルフォンス・デーケン先生に教えていただいたドイツのユーモアの定義に、「にもかかわらず笑う」というのがあるんです。病気であるにもかかわらず笑う。死が近いにもかかわらず笑う。死が間近になっているにもかかわらず、そこでユーモアが出るというのは、生きる姿勢というか心構えというか、ゆとりがなくてもゆとりがある、矛盾しますけど、そういう構造じゃないかと思うんです。

これまでに患者さんを二五〇〇人くらい看取りましたが、死の床にあっても、すばらしいユーモアをもっている方がおられるんです。その方と人生について、いろいろなお話をしますと、やはり生き方る姿勢が違うんですね。

井上 窮地に立ったとき、普通はユーモアを発すること自体、考えもつかないですよね。潜在的に笑う能力はもっていても、こういったユーモアのセンスは、長年、醸成してこないと。

柏木 ずっと臨床をやっていますと、医師や看護師がちょっとしたユーモアのセンスをもっていることが、患者さんやご家族にすごく大きなプラスを与える場合があります。これはうまく使わないと駄目なんですが。

鳥取県で在宅ホスピスをやっておられる徳永 進先生から、肺がんで父親を看取った娘さんと看護師の話を聞いたことがありまして。ボルタレンという坐薬がとてもよく効いて、肛門から入れると痛みがとれたと。父親が亡くなった後に娘さんと看護師でご遺体の清拭をしているときに、娘さんが「お父さん痛がりだけぇ、そこにいつもの坐薬がありますけど、あれ入れてやってはいけませんか?」って。看護師も「あー、いいですね」と言って、引き出しからボルタレンを出して入れたと。この話を聞いたとき、私、涙が出たんです。すごいなと。

井上 非現実と思えることにも、現実を重ね合わせて自発信ができるというのは、すばらしいですね。そんなこと起こり得ないと言わないで、話に乗れるかどうかですが、やはり看護師でも、乗れない人もいるんでしょうね。

柏木 ユーモアに対する感性のようなものは、人によって随分違いますね。

ユーモアのセンスを磨くには

柏木 いろいろなところでユーモアの話をしていると、どうしたらユーモアのセンスを養うことができるんでしょうとよく聞かれるんですが、なかなかうまく答えられないんです。ただ、ユーモアのセンスがあるとかないとかは横に置いておいて、まずユーモアが大切だという気づきがあるかどうかが一番のポイントだと私は思うんです。そして、日常生活で何かおもしろいことがあったときに周りの人とそれを分かち合う、自分が紹介したおもしろさに誰かが共感してくれるという体験も大切だと思います。そういう体験を繰り返していくことでユーモアがだんだん身についていくというか。

先生はどうお考えでしょうか。

井上 分かち合う体験は大切ですよね。あとは、笑いやユーモアが好きやという心ですな。磨くとか教育とかではなく。本人が興味をもっていれば、何かがあったら自然に目がいくと思うんです。子どものころに、そういう心が芽生えるような、一緒に笑えるような家庭で育つことも大事でしょうね。

笑いやユーモアを楽しむものとして、日本には落語がありますよね。これは小学校時代からなじんだほうがいいと思います。落語というのは想像の世界を描いていますから、とんでもなくあほなやつが出てきたりする。そういう想像の世界の話を楽しむためのいい材料を、落語は提供してくれていると思うんです。

柏木 小学校の教科書に落語を入れるとか。

井上 教科書に載ってしまうと、〝おもろないで〟ってなるかもしれませんが（笑）。そやけど、先生が子どもたちをうまく誘導したら、必ず乗ってくると思います。

日本笑い学会で発表された話なのですが、大阪の小学校で、ある先生が進んで問題児の多いクラスを担当したそうです。その先生はどうしたかというと、落語を導入してはるわけです。子どもたちが教壇のところに座って、それぞれ覚えてきた落語をやって、笑いをとる。出囃子なんかも子どもたちがちゃんとやる。みんなが笑ってくれると、子どもたちはものすごく元気が出るんですって。それで自信がつく子もいるそうです。そうして教室全体を変えていって、一人ぼっちでいる子や離れている子を、だんだんと巻き込んでいくわけです。

普通やったら、問題児に目をつけて注意するとかそういうことになりがちですが、まずは場をいかに明るく笑いに満ちたものにするか。場が明るければ、みんなそれに巻き込まれて、乗ってくると。そういう教育方針らしいです。その手段として、落語を使ってはるんです。

柏木 おもしろいお話ですね。

井上 日本には古典として長い間伝えられてきた落語があるのだから、それを子ども時代から聴き慣れる。そうすると、想像力が養われて、相手が冗談を言ったらその冗談に乗って返すとか、そういうセンスが身につくんじゃないかと思います。

私自身も、落語はよく聴いていたと思います。自分で聴くというよりは、父が落語のレコードを集めて普段から聴いていたので、それを家族で楽しんでいた感じですが。

柏木 先生が笑いやユーモアに関心をもって、その道を歩んでこられたことと、落語をずっと聴いておられたことは、関係していますか。

井上 関係しています。

実は、大学時代はあまり落語を聴いていなくて、テレビ局にいったん就職しました。大阪のテレビ局では、漫才や落語の番組だけではなく、ドラマにも、司会者にも、レポーターにも、お笑いタレントを起用することが多いんです。大阪にお笑いタレントが多いのは、そういう理由もあります。そうすると、特に演芸番組をつくらなくても、お笑いタレントをたくさん知っていないと……。

柏木 仕事にならないわけですね。

井上 仕事にならないです。企画書を書くときにも、「司会者は誰々」と書かないかんわけですから。そういうことで、わりと寄席を観て歩いていたんです。それは漫才や落語を聴くというよりも、彼はこんなことをやる、これはドラマに使えそうだとか、そういう目線です。大阪のテレビ局は、今でもそうじゃないですかね。

そうしている間に、ここはおやじに連れられて来たことあるわとか、お正月には家族そろって松竹新喜劇を観にいったなとか、子ども時代の記憶がよみがえって、次第に笑いやユーモアそのものに興味をもつようになりました。といっても、子どものころの関心はどちらかというと、そこでおいしいものが食べられることでしたが（笑）。

柏木 なるほど、先生が笑いやユーモアを追求されるようになったのは、そういうことがきっかけだったのですね。

井上 小学校時代の記憶は大きいですよね。塾へ行って勉強ばかりでは、おもしろくない人間をつくるんじゃないですかね。

「日本笑い学会」の誕生

井上 結局、テレビ局には一三年いたんですが、それから大学に移りました。関西大学社会学部のマスコミュニケーション専攻というところに、テレビ放送について講義できる人ということで呼んでいただきまして。

当時はテレビ放送が始まって間もないころで、マスコミュニケーション専攻といっても新聞学が主体だったんですね。大学院にも大学関係者にも、テレビ放送を研究している人は誰もいないわけです。私はテレビ局の現場にいながら、生意気に、テレビ放送の論文を書いたり雑誌に記事を書いたりしていましたから、それが目にとまったようです。

柏木 そういう関係で、大学に移られたのですね。どんな講義をされていたんですか。

井上　「テレビ放送論」とか「マスコミュニケーション論」とか、もっぱらメディアの講義ですね。その後、メディアがどんどん変わってきましたでしょ。ニューメディアとかケーブルテレビとか。最後には「情報メディア論」ということで講義をしていました。

その傍ら、コミュニケーションについて自分なりに考えたり調べたりもしていました。メディアというのは媒介物ですから、コミュニケーション論を同時にやらないかんと。これは哲学と重なる面もありますが、結局は人間と人間の関係ですから。ところが、コミュニケーション論の本を読んでも、笑いについては書いてないんです。コミュニケーションというのは情報のやり取りであると。しかし、現実のコミュニケーションを考えたら……。

柏木　ユーモアが大切。

井上　そうなんです。対面関係にしても、笑顔もなしに、どうして対面が成り立つんだと。メディアがどんなに進化しても、人間と人間の対面関係が重要であるという点は変わらないと思うんですが、笑いに関する話はどこにも書いてないんです。こりゃ難儀やな、自分でやらなしゃあないなと思って、私のコミュニケーション論の講義の中には、必ず笑いを入れたんです。

そんなところから、笑い関係のいろいろな本も読むようになって、「笑い学」というのも考えられるんじゃないかと。

柏木 それで、「日本笑い学会」をつくられたわけですね。

井上 実際に学会を旗揚げしたら、賛同者が多かったんですよ。

柏木 ニーズがあったわけですよね。

井上 質問もたくさん受けました。旗揚げの記者会見では「笑い学とはなんですか」といきなり単刀直入に聞かれまして、「そんなんわかりません」って（笑）。

柏木 これからです、って（笑）。

井上 ただ、「笑い学」というのは学際的で、今はまだみえてこないけれど、諸学を総合的に研究することで成り立ち得る、という話をしました。学会の会則では、笑いに関する総合的・多角的研究を行い、笑いの文化的発展に寄与することを目的とする、ということを宣言しただけです。

柏木 笑いの土壌がある大阪でも、「笑い学」となると初めてですからね。

井上 笑いの芸能論の類は、古くから大阪にはありましたね。私が笑いに近づいたのは、大阪との関係も大きかったと思います。大阪の歴史や文化に興味をもっていろいろ調べてみたんですが、大阪の芸能の発達をみると、わかっているところでも江戸時代の元禄期くらいから落語やまんざいに関するいろいろな記録があるわけです。大阪には昔から笑いが好きな人が多かったんですな。
これは、大阪が商業都市だということが大きいと思います。商いは人間関係ですから、上下関係や命令ではなく、交渉でないと成り立たない。そして、港町だからいろいろな人が入ってくる。

柏木 お店の人と顧客との間で、笑いを伴うコミュニケーションをしながら値段を決めたり。ユーモアはいい人間関係をつくる一つの手段になるし、コミュニケーションをスムーズにするための手段にもなる。商売にユーモアって、すごく大事ですよね。

井上 本当は腹の中でいろんなことを考えているんですよ（笑）。しかし、しゃべっていることは世間話だったりして、「どのへんで手打とうか」なんてことをいきなり口には出さないわけです。ああでもない、こうでもない言いながら、なんかの拍子に、「このへんでいきまひょか」と、ふっと値段を決めるとか。

柏木 私の川柳「腹割って 話してわかった 腹黒さ」などは、まさに大阪人のつくった作品といえるでしょうか（笑）。

注「漫才」という表記が使われるようになったのは昭和八年ごろから。

川柳に助けられる

井上 柏木先生が川柳を始められたのには、何かきっかけがあるのですか。

柏木 私の笑いやユーモアに対する関心は、仕事と関係しています。患者さんを一日に五人くらい看取ることがありまして、そういうことが二日、三日と続くと、ぐーっと重くなってくるんです。一〇〇〇人くらい看取ったときには、この重さをなんとかしないと、この仕事は続けられないという危機感がありました。

ある日、新聞を読んでいたら、見たことのない川柳欄がありまして。そこに掲載されていた川柳がものすごくおもしろくて、プッと笑ったんです。プッと笑ったときに、ふっと、少しだけ心が軽くなった。あれ、ひょっとしたらって、それがきっかけです。川柳はある意味で、私を助けてくれました。

井上 今までに二五〇〇人看取られたというのは、すごいなと思います。本来なら、どしんと、しんどさをかぶっているわけですよね。その中を生きていくには、先生の世界をつくらないと、

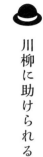

やっていけないですね。

柏木 たぶん、私の世界というよりもホスピスというものが、そういうことを許すというか、そういうことを重要視するというか、ちょっと特殊な世界だったように思います。

最近、「緩和ケア」という言葉が同業者の間で言われていて、私たちが始めたときのホスピスのイメージよりも、一般病棟に近くなっているかもしれないですね。

井上 私は、病院の中に「ユーモアルーム」をつくったらどうかと言ってたんです。そこに行けばユーモアの本やビデオがあって、患者さんがちょっとの時間でも楽しめるという。アメリカの病院にはあるようですね。日本の病院にこれがないのは、先生も看護師も忙しすぎるからですか。

柏木 確かに余裕はないですが、ユーモアというものに対する考え方の違いもあるかもしれません。

以前、学会でニューヨークへ行ったときに、五番街の書店へ行ってびっくりしました。「ユーモアコーナー」というのがあって、ジャンル別に、端から端までずらっとユーモアの本が並んでいるんです。その中には「doctor's humor」とか「hospital humor」というのもありました。「golf humor」っていうのも。

井上 アメリカでは書店にも図書館にも、分類項目として「ユーモア」がちゃんとある。

柏木 そこが大きな違いだと。

井上 日本の書店にはないですね。私、難波の書店に知り合いがいたので、提案したことがあるんです。「ユーモア」というプレートを掲げて、そこに落語でもなんでも、笑いに関するものを全部入れたらどうやと。

柏木 いいアイデアだと思います。

井上 落語の本も、お笑いタレントの書いた本も、笑いに関係する本は全部そこに並べます。もちろんこの『ユーモアを生きる』も。結局、その書店に実際にできたプレートは「演芸」でしたが。演芸だと、漫才や落語の本は入っても、『ユーモアを生きる』は入らないんです。いったいどこのコーナーで探せばいいのかと。

柏木 先生と私が協力して、日本の書店に「笑いとユーモア」のコーナーをつくる運動を展開するというのはどうでしょう（笑）。

井上 絶対、賛成です。書店で自分の本がどこに置いてあるか探さなくてすむので、助かります（笑）。

文献

（1）アラン（著）、串田孫一、中村雄二郎（訳）：幸福論．白水社、一九九〇
（2）ノーマン・カズンズ（著）、松田銑（訳）：笑いと治癒力．岩波書店、二〇〇一

（対談収録日　二〇一八年八月二日）

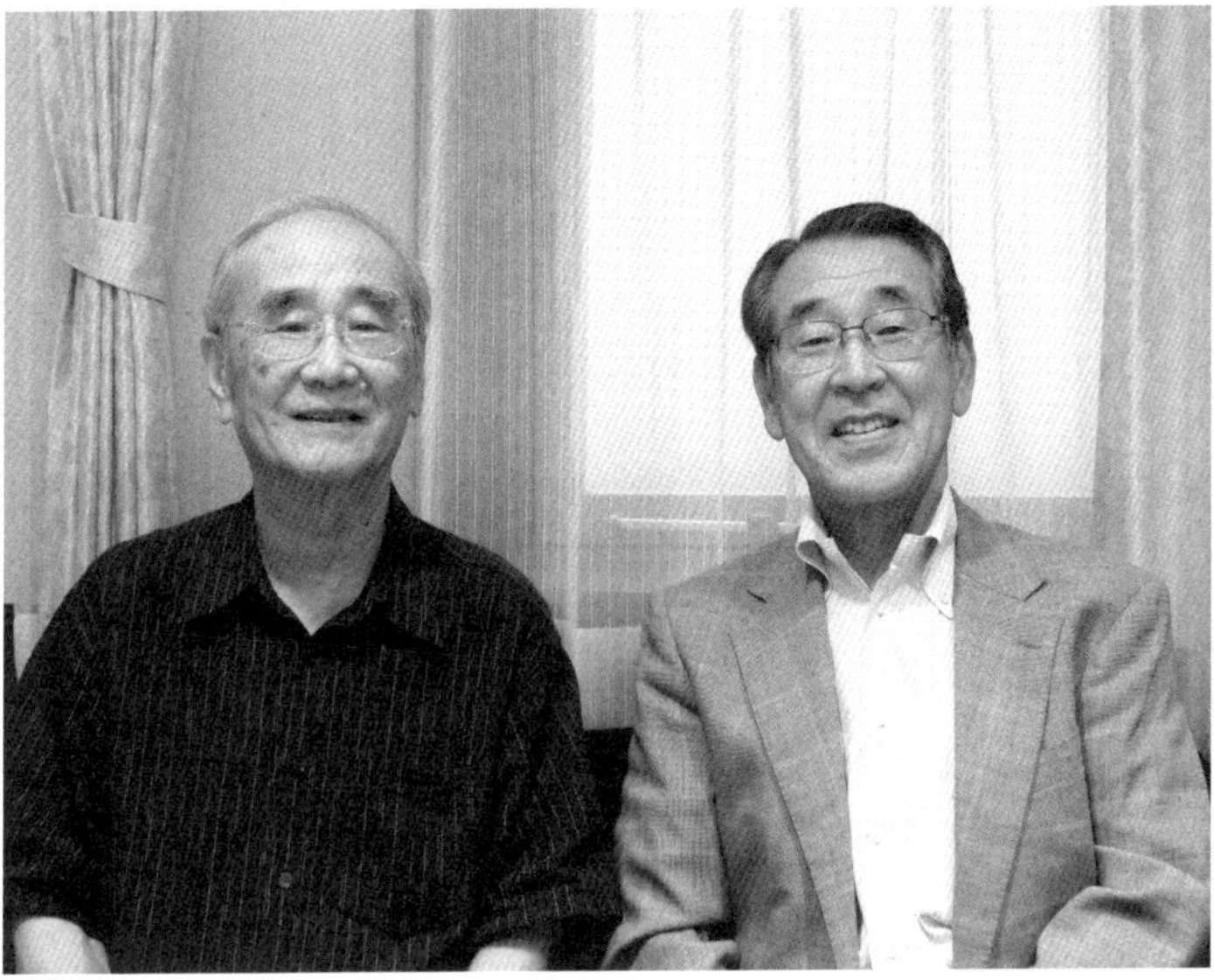

井上　宏 氏　　　　柏木哲夫 氏

第三幕　ユーモア会議

対談●徳永　進

●徳永　進

医師。一九四八年鳥取県生まれ。京都大学医学部卒業。京都、大阪の病院・診療所を経て、鳥取赤十字病院内科医。二〇〇一年鳥取市内にホスピスケアのある「野の花診療所」を開設。一九八二年『死の中の笑み』（ゆみる出版）で第四回講談社ノンフィクション賞受賞。一九九二年第一回若月賞（独自の信念で地域医療をしている人に贈られる）受賞。

主な著作に『人あかり』『隔離』ゆみる出版、『医療の現場で考えたこと』『老いるもよし』岩波書店、『野の花診療所の一日』共同通信社、『野の道往診』NHK出版など。

死の中の笑み

柏木 徳永 進先生のことは、多くの著書や講演でよく存じ上げていたのですが、二〇〇一年に先生が「野の花診療所」を開設され、その記念の講演会に呼んでくださり、いろいろなことを話し合ったことがきっかけで、急に親しくなったと感じています。その後、何回か二人で講演会を開いたりもしました。先生と親しくなるにつれて、先生のユーモアのセンスに学ぶことが多くあり、今回の対談の相手をお願いしたいという思いがごく自然に湧いてきました。

今日はユーモアと笑いについて、徳永先生が臨床の中で体験された具体的なお話を聞かせていただければと思います。

徳永 私は柏木先生のまとめておられるような視点からみたユーモアというより、ただ、その時々に「笑っちゃいました」というようなエピソードしかお話しできないと思いますが（笑）。

柏木 それが一番貴重だと私は思うんですよ、本当に。

「野の花診療所」では在宅も含めてホスピスケアを提供されていますが、開設されて何年目にな

ります か。

徳永 二〇〇一年の一二月に開設しましたので、一八年目に入ったところです。柏木先生はスタートして三カ月目か四カ月目にいらっしゃって、ホスピスにおいてもやっぱりリハビリは大事だとか、いろいろなお話をしてくださいました。

柏木 あれは、淀川キリスト教病院にホスピスを開設して一七年目くらいのときでした。一八年目というと、もうかなりの方を看取られているのではないですか。

徳永 看取りは数ではないといわれているので、数えんようにしているのですが、内緒で数えてまして。一年に一〇〇人ちょっとの方を看取らせていただいています。だから、今一九〇〇人弱というところでしょうか。

今日は、「ユーモア会議」と題して、臨床でこんなことがあったということをアラカルト的にお話しできればと思います。まずは……。

柏木 『死の中の笑み』(1)

徳永 きましたか、そこに（笑）。

柏木 あの本の中には、先生が臨床で体験された事例とユーモアが非常に具体的に書かれているんじゃないかと思いまして。まず、『死の中の笑み』という、あのタイトルがすごい。

徳永　あのタイトルは、ある患者さんとそのご家族との出会いから生まれたものなんです。

鳥取赤十字病院で勤務医をしていたころの話なのですが、婦人科のがん末期の患者さんがおられて、娘さんは保健師で高校の先輩でした。私は内科医ですがその患者さんを診ることになったんです。

その患者さんはだんだん悪くなっていかれて、死ぬことは悲しいし大変なことだという感情はもちろんあったのですが、ちょっと違った感情が湧いてくるような出来事がいくつかありました。

たとえば、娘さんは下の世話もなさっていたのですが、彼女の弟にも「一緒にしよう」と言って、オムツ交換をさせようとしました。「ここをこうやって、こう拭いて」って。弟は慣れないから、ちょっと恥ずかしそうにしていた。「なに恥ずかしがっているのよ。あなたが生まれ出でたところでしょ」と娘さんが言うと、「僕、覚えてない」って（笑）。

柏木　覚えてないって答えるところがいいですね（笑）。

徳永　そう。なんか悪いなと思いながら、つい笑っちゃう。結構末期なのに。

もうこれで最期かという日には、患者さんの親戚や娘さんのご主人も集まったのですが、お弁

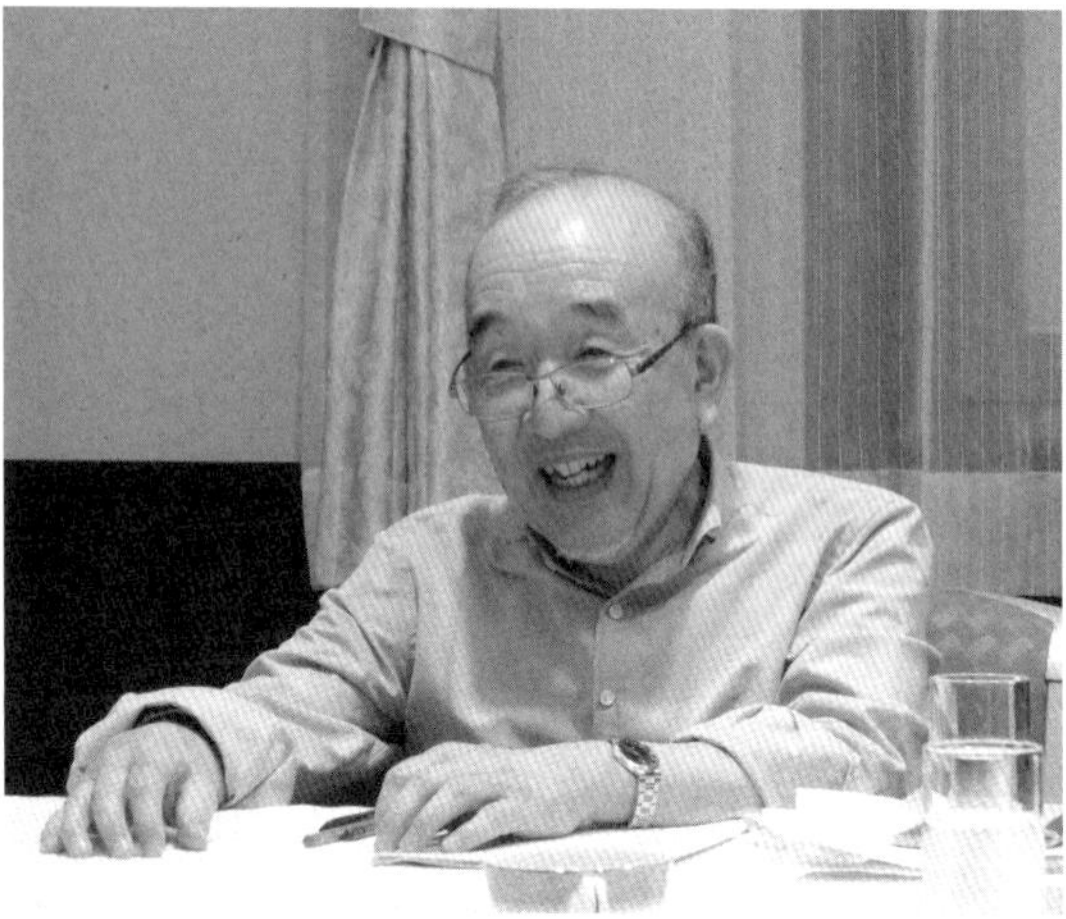

徳永　進氏

当をつくってきて、病室にござを敷いて巻きずしや卵焼きを広げて、みんなで頑張れって言って。通常とはちょっと違う雰囲気でした。

柏木　普通は、亡くなる人を前にしたら緊張するし、何か食べようという雰囲気にはならないです。

徳永　そして、亡くなられたときには、娘さんのご主人が、フラットになった詰所のモニターを見ながら、「すごい！　よく頑張りました！」、「家内もよく頑張りました！」って。

今起こっていることは「死」なのに、その部屋の雰囲気がとても和やかで、つらかったはずの患者さんの顔にも「私もえらかったよー」という感じの、ほわーっという笑みが見えて、これは不思議なことだなと思ったんです。起こっていることは「死」、なのに「笑み」がある。

柏木 本当に悲しみの極致のときに笑みが生まれるというのは、人間のおもしろさと言ったら変ですが、偉大さを感じるというか、感動しますよね。

徳永 そうなんです。そういう感じだったから、患者さんはがんをしっかりと受け止めて、家族に支えられて堂々と死に向かって、最期の日々を過ごされたんだと思っていたんですよ。

その後、娘さんが母親の日記が出てきたと持ってこられたのですが、そこには「今日、婦人科でがんと言われた。頭が真っ白になった」、「いつものように自転車で買い物に行っても、こいでいて不安になる」というようなことが綴られていたんです。ご主人の胸に抱きついて泣いた、泣いたのはご主人が戦争に行くとき以来初めて、だって。日記の内容が全部つらい寂しいものだったということに、びっくりしました。もちろん当たり前といえば当たり前なんですが、本当にいろいろな悲しいことをくぐり、くぐりしながら最期の日を迎えられ、その死の中に笑みを浮かべられたというのは大事なことだなと思ってつけたのが、そのタイトルです。よくぞそこを突っ込んでくださいました。

にもにもかかわらず

柏木　死に至るような病の中でも、人間っていうのは、ちゃんと笑えるんですよね。それがすごいと思います。そういう人間の秘めた力を、先生も私も臨床でみてきた。

徳永　あの定義はいいですね、「にもかかわらず笑う」って。

現場では、「にも」をもう一つつけて、「にもにもかかわらず」と言いたいくらい、笑いにくい状況というのが部屋部屋にあるのですが、そんな状況でも笑えることはすばらしいなと思います。

柏木　そうですね。そして、その中でかかわらせてもらえるというのが、私は非常に大きな特権だと思うんですよ。ホスピス医の特権といいますか。そういう体験はなかなか、普通の臨床ではできませんからね。

徳永　一つ、不思議に思うことがあるんです。部屋にAさんという医療者が入ったときには笑いが生まれて、Bさんが入ったら何も起こらない、Cさんが入ったら笑いも冷めるみたいなことがありますが、あれはいったい、なんでしょうね。

柏木 それは、「笑い インデュース パーソナリティー（笑いをつくり出す性格）」みたいなものがあるんじゃないんですか。笑ってもいいんだという雰囲気をその人がもっているかどうかというのは、大きいと思いますね。

徳永 そこは大きいですね。その顔を見るとちょっと安心してもらえる気配というか。

柏木 そう。気配がある。

徳永 人柄というか、警戒せんでいいという、こっちのもっている何かですよね。

以前、河合隼雄先生が柏木先生から聞いたというお話を講演でされているのを聴いたことがあるのですが、病院に誰にでも好かれる看護師がいたと。そんなに美人というわけではないし、なんでみんなに好かれるのかわからなかったと。あるとき、ある患者さんが「あの看護師さんがなぜ人気があるのか、お教えしましょうか」、「あの看護師さんは、部屋に入られたときに体と一緒に心が入ってくるんです」と。そして、「それがわかるのは、死が近い患者だからです」と言われたということで、私もそのお話は強く印象に残っています。

私は大体、体は入るけど心は入らんようにしているのですが、いかがなものですかね。

柏木 患者さんの感性ってすごいですよね。それとはまったく逆の話なのですが、ホスピスで実際に聞いた話で、患者さんが「先生、あの看護師さん、なんとかならんですかね」と。「どうしたんですか」、「あの看護師さん、いつも出ていく用意をして入ってこられるんです」って。

徳永 私だ（笑）。

柏木 その「出ていく用意をして入ってくる」というのが、彼女のありようをあまりにも見事に表現しているので、私も兜を脱いだんですけどね（笑）。

徳永 これは単に誰が未熟だとか誰が悪いということではないと思いますが、ケアに行っても、「大丈夫です」と言われてしまう場合と、「待っとったんですよ。今日はお尻が痛いし、便秘が三日も続いて……」といろいろさせてもらえる場合があるんですよね。この違いが、「出ていく用意」ということなのかもしれませんね。

柏木 たとえば、認知症が進んでいるお年寄りや、急性の精神疾患でわけのわからないことを言っている人でも、自分がこの人からどうみられているかということだけはかなり正確に感じる力をもっていると思うんです。それは、ある意味では怖いですね。

徳永 医療者としては、マニュアルとかハウツーということではなく、「この人にいろいろしてあげよう」という感じが出ることで、ふっと道が開けるんですよね。逆に、「注文の多い患者さんだな」と一歩引くと、もう帰る準備して来てるっていうのがばれちゃうんですね。

柏木　ばれますね。そういうときに、こっちがもっているユーモアのセンスみたいなものをうまく出すことができれば、立場の壁が崩れると思うんです。

徳永　触覚というのもそれに似たところがありますね。たとえば、「手を握られる」ことが、「自分はこの人から大事にみられている」ということとリンクするような。

柏木　そうですね。私の場合は、もう癖になっているんですが、診察が終わって病室を出る前に、「しっかり診ていくからね」って必ず肩を叩くんですね。

徳永　いいですね。

柏木　肩を叩かれて、いやな顔をした人を見たことがないので、たぶんいいんだろうなと。

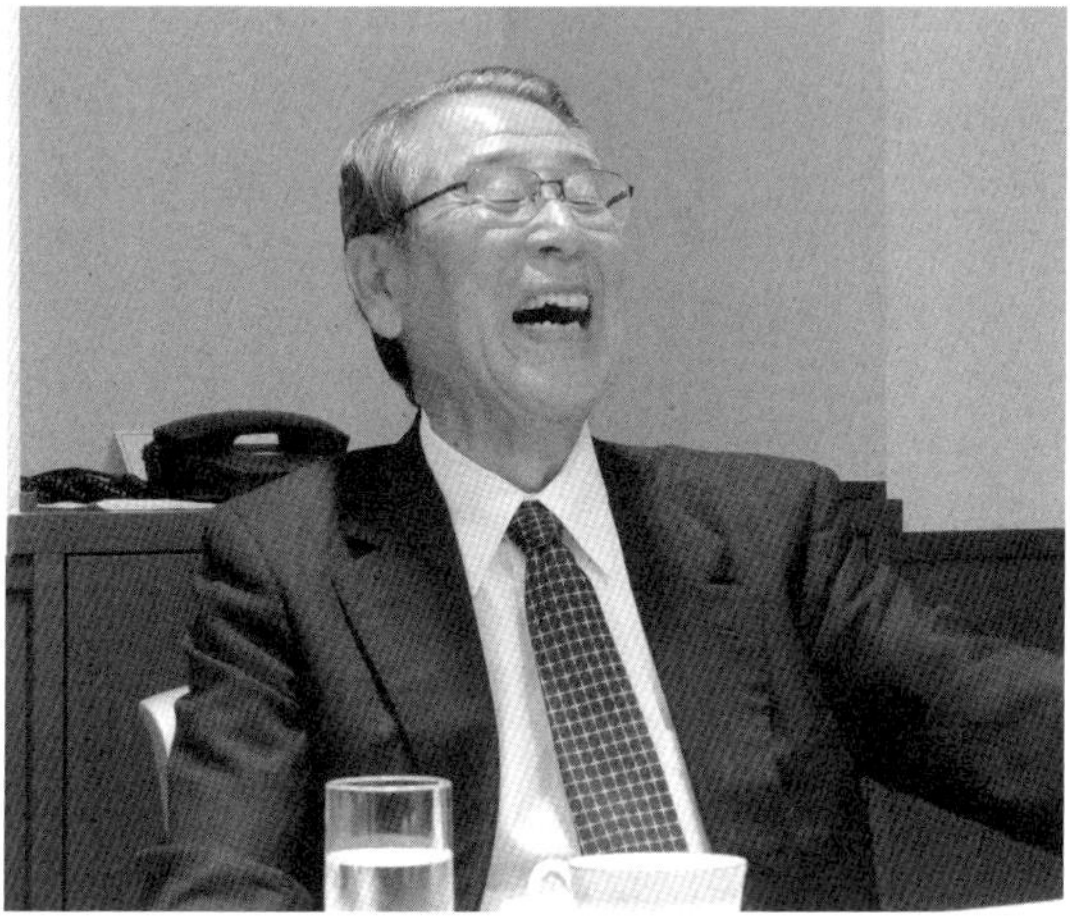

柏木哲夫 氏

徳永　会社で肩を叩かれると。

柏木　会社で肩を叩かれたらだめね（笑）。

ゆく河の流れは絶えずして

徳永　先生はピールの「主にある気楽さ」という言葉が好きだとおっしゃっていました（54頁）。神様に守られている安堵感。人が生老病死の苦しさの中にあっても笑えるというのはどういうことだろう。私の場合は持ち前の性格、緊張が嫌いで物事を茶化したりするのが好きっていうようなことかなと思って、ちょっと考えてみたんです。

先生とは立場も経験も違うのですが、私はやっぱりあれかなと、『方丈記』。

柏木　鴨　長明の？

徳永　はい。「ゆく河の流れは絶えずして、しかももとの水にあらず」とか、「淀みに浮かぶうたかたは、かつ消え、かつ結びて、久しくとどまりたるためしなし」という、あの感じ。あの「無常」という感じが好きで。人はみな消えていくんだなぁ、あなたも私もというのが背景にあって、人が亡くなる場面でユーモアや笑みが出るとき、なんか拍手を送りたくなるんですね。『方丈記』のおかげで。

柏木 「新生児微笑」についてはどう思われますか。

徳永 いいですね。

柏木 本当に、生まれて一週間くらいの赤ちゃんが、にこっと笑うんですよね。いろいろな人がいろいろな研究をしていて、あれは筋肉の引きつりではなくて笑いだと、大体、結論は出ているようですが。その論文を読んだとき、私は、やはり人間は笑いの遺伝子をもっていて、笑うように生まれてきているんだと思いました。

徳永 私はそれよりちょっと先、生後三カ月くらいまでの「無差別微笑期」というのが印象に残っています。無差別だから、悪い人が来ても……。

柏木 みんな笑う（笑）。

徳永 泥棒さんが来ても（笑）。いいとか悪いとか、怖いとか悲しいとか判断せずに笑うという、あの力はすごいなと。人間は本来、そういうものを秘めているのかもしれませんね。

柏木 もしそれが遺伝子に組み込まれているのであれば、生まれてすぐに笑う人間が、死ぬ前に笑うというのも不思議じゃないなと思ったんです。

徳永 いいですね。同意します。本当に、なんでこんな場で笑うことができるんだろうっていうこと、ありますよね。

私は、これは体が笑わせているんじゃないかという気がしているんです。たとえば、足の裏をこちょこちょっとしたら、くすぐったくて笑うというように、体と笑いは密接に結びついているんじゃないかと。

柏木 なるほど。体が笑わせる。

徳永 膝が笑うとか（笑）。

柏木 それは意味が違う（笑）。

徳永 あと、「坊さんが屁をこいた」という子どもの遊びがありますが、えらい人が屁をこくということだけでくすっと笑ったりする。いわゆる「下ネタ」も、笑いを呼ぶものが多い。

服を裏表に着とったり、靴を左右逆に履いとったり、そういう日常の行為やいろいろなことも含めて、体というのは笑いに結びつくものをもっているなと。

柏木 結びつきますね。

徳永　だから人間は、笑うなと言われても、笑うようにもうなってしまっている。暮らすことが、生きることが。排尿とか排便と同じように。

柏木　便が出るのと同じように笑いが出る。

徳永　そうそう。排尿、排便、排笑。

柏木　排笑というのはなかなかおもしろい。どっかで使わせていただきます（笑）。

徳永　というか、先生はユーモアの語源について書いておられましたね。「体液」だと。

柏木　「Humores（フモーレス）」ですね。

徳永　体液である以上、体内を巡って外に出ますよね。それを排尿とか排便というのだったら、「排笑」というのも、実は合っちゃってるのかもしれない（笑）。

ボルタレンナース

柏木　先生に以前教えていただいたエピソードの中で特に印象に残っているのが、〝ボルタレンナース〟のお話なんです。

徳永　そのときのご家族は、ボルタレンの話もそうですが、印象に残ることがいろいろありました。

患者さんは中学校の校長先生で、肺がんの末期でした。奥さんがその十年くらい前に白血病で亡くなられたので、一人で二人の娘さんを育てられて。もうすぐ次女の結婚式なので、それまでは生きたいと言っておられたんです。

結婚式には古い神社に看護師が付き添って、呼吸困難があるから携帯用の酸素を吸いながらですが、無事に参加することができました。式が終わって病室に戻ってこられたので、「よかったですね、目標を達成しましたね」と声をかけると、「先生、孫の顔も見たいですな」って（笑）。

柏木　あと十カ月は頑張らないと（笑）。上の娘さんはご結婚されていたんですね。

徳永　長女さんは結婚して子どももいて、忙しいからなかなか病室に来られないんですが、お父さんが「こんなに苦しいのに、おまえら自分が幸せだったらいいのか」と電話をすると、姉妹のどちらかが来るという感じでした。

私がなんで親しみを感じたかというと、娘さん二人がお父さんにこう言うんです。「お父さんは私たちを何度も電話で呼びつけて、文句ばっかりだがぁ」、「お母ちゃんは静かに死んだのに」って。

柏木 「私たちばっかり幸せで、ごめんね」じゃないんですね。

徳永 そう、そこが印象的でね。普通は、これから死を迎えようという人には優しくしなきゃと考えますが、叱るわけ、お父さんを。

だけど、最期には二人がお父さんと川の字になって寝てくれるんですね。血痰が出たりしてその場面は大変でしたが。そして、娘二人に看取ってもらえてよかったねとエンゼルケアが始まって、看護師と娘二人でお父さんの体を拭いているときです。言い出したのは長女さんだった。「三途の川を渡るときに、お父さん痛がりだけぇ、そこにいつもの坐薬がありますけど、あれ入れてやってはいけませんか?」って。看護師も「あー、いいですね」と言って、ボルタレン坐薬(二五ミリグラム)を入れたんです。

柏木 娘さんが言い出したんですね。

徳永 そうなんです。そしたらもう一個残ってて、看護師が「これも入れときましょうかぁ、二つのほうがいいかもしれん」って。

その話を聞いて、私はすごいと思ったんですが、とっさに出た言葉が「この保険請求どうなっとる?」でした。

柏木 そこで保険請求という言葉が出るのがいいですね（笑）。

徳永 冷静さもないといかんと思いまして。そしたら看護師が、「患者さんの手持ち分です！」、「先生のじゃない、患者さんのですから」って（笑）。

意味ないじゃんの意味

徳永 物事の「意味」ということを考えたときに、あのときのボルタレン坐薬って「意味ないじゃん」と私たちは思いますよね。すでに亡くなっている人に鎮痛剤なんて、って。でも「意味ないじゃん」の「意味」、ということをあのときに教えられた気がしています。

臨床では、「意味」ばっかり求めるところもあるけれど、そういう「意味ないじゃん」の「意味」もけっこう転がっていて、そこがユーモアにも通じると。

柏木 そう思います。私が経験した例だと、たとえば、七五歳くらいの乳がん末期の患者さん。ずっと老眼鏡をかけておられたのですが、だんだん弱ってきて、あと二、三日というときに「ちょっと老眼鏡が合わんので変えたい」と言い出したんです。

徳永 意味あるの？ って。

柏木 そのときに、ここで踏ん張るのがホスピスだと思って事情を話して、眼科の先生にとにかく来てもらってそれらしいことをやってもらって、度を合わせてもらったからと新しい眼鏡を渡したんです。患者さんはそれをかけて「これでいい」って喜んで。お母さんが喜んだ姿を見て、娘さんも喜んだし、みんな感動したんです。

その二日後に亡くなられたのですが、そのときの場面は、「そんなことしたってしょうがないじゃない」っていう普通の気持ちを完全に超えた、なんか違う世界みたいな感じがしたのを覚えています。

徳永 その話もすごいですね。

近代の医療行為には、もちろん近代の意味がたくさん含まれていると思うし、実際そうなんですが、最期の場面で患者さんが望むことって、目がもうちょっと見えたらいいのにとか、冷たいものが飲みたいとか、結局は原始時代と変わらない、たわいもないことなんじゃないかと思うんですね。私たちは近代の医療やマネジメントを提供する一方で、そういう人間の本質を忘れてはいけないと思います。

柏木　本当にそう思います。そこをきちっとケアできるかどうか。それは、近代医療の目指すところとはちょっと違いますよね。

徳永　違いますね。

くそお世話になりました

柏木　スタッフの皆さんと、日々の笑いについて話されることはあるんですか。

徳永　うちでは、柏木先生が仕事の終わりになさっていたような、「今日、笑ったことはない？」というカンファレンスみたいなものはなかなかできないのですが、先日たまたま、ある患者さんの息子さんが置いていった手紙をみんなの前で読ませてもらったんです。

患者さんは大腸がんの肝転移で末期だったのですが、タバコも好き、酒も好き、離婚していて、酒と虐待で子どもたちも離れていったというような人です。

ある日、息子さんがやってこられて、「今までいろいろありましたけど、わし、親を看取らないといけません」、「最期になんぞしてやりたい、温泉にでも連れていってやりたい」と。あと二週間くらいの感じだったから、だったら急いでくださいと言ったんです。内心、虐待した親父にそこまでしなくてもと変なことを思ったりもしましたが、それはありがたいことだとも思いました。

患者さんはかなり衰弱されていましたが、息子がそう言うなら行ってやろう、行かないと悪いなって。どっちがどっちという感じですが（笑）。

柏木 せっかく言ってるから行ってやろうかと（笑）。

徳永 それで、温泉に行ってこられたんですね。患者さんは食べ物もほとんど食べられませんし、「親父は風呂にも入れませんで、わしが入ってきました」みたいな、どちらかというと空振りなんだけど（笑）。まぁ、よかったなと。

手紙は、亡くなった後のものです。「親父はひどい親父でした。でも、この診療所で、大切なことに気づいてくれました。家族って大事なんだっていうことに。本当にそのことが嬉しかった」と。そして最後に、「皆さんには、くそお世話になりました、ありがとうございました」って書いてあったんです。

柏木 くそ？

徳永 くそ、と。

柏木 大層という意味ですか。

徳永 そう。最近、わからない言葉がいろいろあるんですけど、「とても」っていう意味。くそお世話になりましたって。最後の言葉のパンチがあまりに効いていたので、みんながケラケラ笑って。

柏木 排便で世話になったという意味ではないんですね（笑）。

徳永 違います。今どきの若者言葉ですね。「超！」、「まじ?」、「めちゃ」みたいなやつ。これはちょっと古いね（笑）。

そのときはそれで笑ったんですけれども、みんなで「今日の笑いは」っていう場をもつのはなかなか難しいですね。たぶん、部屋でそれぞれが笑ったりすることはたくさんあると思いますが。

日々のユーモア

徳永 思わず笑っちゃう日々の話だと、たとえば、病室で「おじいちゃん、口腔ケアしましょうね、歯を洗いますから」って言ったら、おじいちゃん入れ歯を外しとって、「わしは歯がない」とか。ルーティンに部屋を回っていると起こる失敗の例ですが。

あと、在宅のおばあちゃん。がん末期で寝たきりだったのですが、「わしゃ寝たきりスズメだけぇ」って言い出したんです。息子さんが「それは舌切りだで」って教えるんですが、「いやいや、寝たきりスズメ」って。でも、そのおかげでみんな親しみをもって、スタッフが交代するときにも「あ、寝たきりスズメのおばあちゃんか」となるので、それはそれでいいかなと。

もう一人、やはり在宅の膵がん末期の患者さん。弱っておられて立てなくなって、吐き気がすると言ってトイレに行ったとき、間違って温水洗浄便座の洗浄ボタンを押したと。ぴゅーっと温水が出てきて、思わずうがいをしましたって。これなんかも、患者さんは苦しんでるので笑ってはいけないところなんですが、とっさにうがいをしたっていうところがおかしくて。これは、温水洗浄便座の会社に、お尻用と口用とノズルを二つつくってもらわないといけないなって（笑）。

柏木 どれも、生活に結びついたユーモアですね。

徳永 もう一つ、在宅の卵巣がんの患者さん。ご主人が非常にきちっとされた方で、往診が済んで帰るときに玄関で、「この家では私がキーパーソンですから」と言われたんです。そしたら、そこにいた娘さんが「お父さん、パーキンソンの薬、飲んでるよね」って。それとこれとは関係ないって笑ったんですが（笑）。

柏木 たしかに、紛らわしいです（笑）。

徳永 先生は日々のユーモアを川柳という形でよまれていますが、そういえば私も、これはということを忘れないように看護師さんにメモとして渡してもらったことがありました。

たとえば、九〇歳の認知症のおじいちゃんが廊下で立ったまま うんちした。そこをたまたま通りかかった看護師が素手で受けたって聞いて。「これがほんとのナースキャッチだ」と思ったっちゅうこととか（笑）。

柏木 「ナイスキャッチ」ならぬ「ナースキャッチ」ね（笑）。それは、逸脱も何もしていなくて、感動話でもありますね。

ユーモア度

柏木 臨床場面で同じようにユーモアが大切と思っていても、徳永先生と私では、持ち味の共通点と、違うところと、両方あると思うんです。先生は以前、現象を秩序立てて考えたり、分類したりするのは苦手なんですとおっしゃっていましたが、私はある意味で分類屋みたいなところがあるかもしれません。

徳永 分類、たしかに苦手です（笑）。

柏木 分類屋という言葉がいいかどうかはわかりませんが、たとえば、臨床場面でユーモアが大切であるなら、それを言語化したときに、どういうことがあるから大切なのかということを見いだしたいというか、無理にでも引き出したいという気持ちが私にはありまして。

徳永 そんな考察ができる人はなかなかいないから、貴重な視点だと思います。

柏木 それで、いろいろあるとは思いますが、やはり「医者と患者」のような立場の壁を崩すことがユーモアの大きな役割ではないかと。あとは、コミュニケーションをスムーズにするということ。この二つが、ユーモアの大きな働きだと思っているんです。

徳永 医者の場合は、動きの中でそういうコミュニケーションをとりやすいかもしれないですね。これが看護師や、理学療法士、作業療法士となると、臨床的な指導以外にいろいろ言ってはいけないんじゃないかとか、失礼になるんじゃないかとか、躊躇されることもあるんじゃないですかね。なにか提言はありますか。

柏木 やっぱり、思い切ってやってみる勇気が必要だと思うんです。患者さんとのかかわりの中でユーモアをうまく発揮できたら、すごくいいコミュニケーションがとれるようになると思うんですね。もちろん、ユーモアというのはうまく使わないと、相手を傷つけたり、逆に非常に嫌な雰囲気をつくり出したりもするので、注意しないといけないのですが。

徳永 国家資格という形で入っていると、なんかぎこちなくなったりするんですよね。臨床にはかかわらない掃除のおばさんのほうが、わーっと笑ってうまくコミュニケーションをとれたりして。

臨床場面にはユーモアが大切ということで、ここで議題として一つ提案があるんです。先生は笑いの量を測る方法についていろいろご紹介されていましたが（103頁）、バイタルサインに、血圧とか呼吸数・脈拍数とかパルスオキシメーター値と一緒に「ユーモア度」を入れるというのはどうでしょう。よく笑ってこの数値がいい患者さんは大丈夫だな、という。

柏木 いいですね。臨床経験からいっても、ちゃんと笑える人やユーモアを言える人は予後がいいような気がします。本日のユーモア会議の結論として、賛成します。

徳永 過半数を超えましたね。

柏木　賛成者二人しかいませんけど（笑）。

ユーモアに欠かせないもの

徳永　ところで、ユーモアに欠かせないものって、なんだと思われますか。

柏木　私はやはり、思いやりだと思うんです。

本書でもご紹介している話なんですが、病院でマスクをしている事務員を見かけて、「風邪ですか？」って聞いたら「ちょっとやられまして。でもたいしたことありません」と。すかさず私が「今年の風邪は真面目でよく働く人しかかからないそうですよ」と言うと、彼はすごく嬉しそうにしていたんですね。そのままそのことは忘れていたんですが、彼がある事情で退職するときにわざわざ会いに来てくれて、「二年ほど前に先生があの言葉をかけてくださったの、本当に嬉しかったんです」って言うんです。そこまで効果があるとは思っていなかったんですが、やはりユーモアの基本として、その人に対する興味、関心、思いやりが欠かせないんじゃないですかね。

徳永　同感です。それは先ほどの、Aさんには笑いが生まれてBさんには生まれないという話にもつながりますね。

ユーモアが生まれるかどうかは、自分が好意をもち得るかもち得ないかによっても違ってきますよね。結果として生まれてくる言葉も、結局はそこが大事なところだと。

柏木 人間が好きで、人間を理解したいっていうことかもしれませんね。ユーモアも、ある意味では人間理解の一つのツールみたいなものですよね。

徳永 人間理解って、先生の出発点にある言葉ですよね。で、ユーモアについて、今日のくくりに、「笑うサム」(2)という話を紹介したいと思います。

これはウィリアム・サローヤンの短編小説の一編で、サムという男の子の話なのですが、彼は年中笑っているので「にこにこサム」というあだ名がついていたと。階段を転げ落ちてケガをしたときも、悪ガキからひどい目に遭わされたときも、サムは「あははは」と笑っていた。家が貧乏で、新聞を売って得たわずかなお金を母親に渡すような生活をしていても、笑ってその貧乏の話をしていた。

ある日、交通事故で五人が死んだという記事が新聞に載っていて、サムは「新聞、新聞、交通事故で五人死んだ」と大声で売りながら、笑い続けていた。サローヤンは──これは作家ですね──

サムに、「おい、五人も死んだんだぜ。笑うことはないんだぜ」と言った。するとサムはびっくりしたように、「僕は今、笑っていたのかい?」と。サローヤンはそこで悟る。サムが泣いていたことを。彼はいつも笑いながら泣いていたのだ。誰もそのことを思ってもみなかっただけなのだ。こういう流れなのですが、まさにこれはユーモアだなと思いました。ユーモアに涙っていうものがあるんだなと。

死を前にした患者さんの病室でユーモアを感じたときに、お互いがほっとするような感じがあるのですが、その底流にはきっとこの「笑うサム」のようなものがあって、たとえば表面的にはジョークなんだけれど実は泣いているんだという。そういうことを含めて「ユーモア」なんだと私は思っています。

柏木 それ、すごくいい話ですね。本日の会議のまとめとさせていただきたいと思います。

さて、ユーモア会議の最後の議題ですが、この本のタイトルを決めないといけません。『ユーモアを生きる』というのを考えているんですが、どうでしょう。ちょっとキザですか。

徳永 いいですね。くそいいですわ(笑)。

柏木 先生にそう言っていただけて、くそ嬉しいです(笑)。

文献

（1）徳永 進：死の中の笑み．ゆみる出版、二〇〇六

（2）ウィリアム・サロイアン（著）、斎藤数衛、吉田三雄（訳）：笑うサム・心高原にある者．英宝社、一九五七

（対談収録日 二〇一八年一一月二七日）

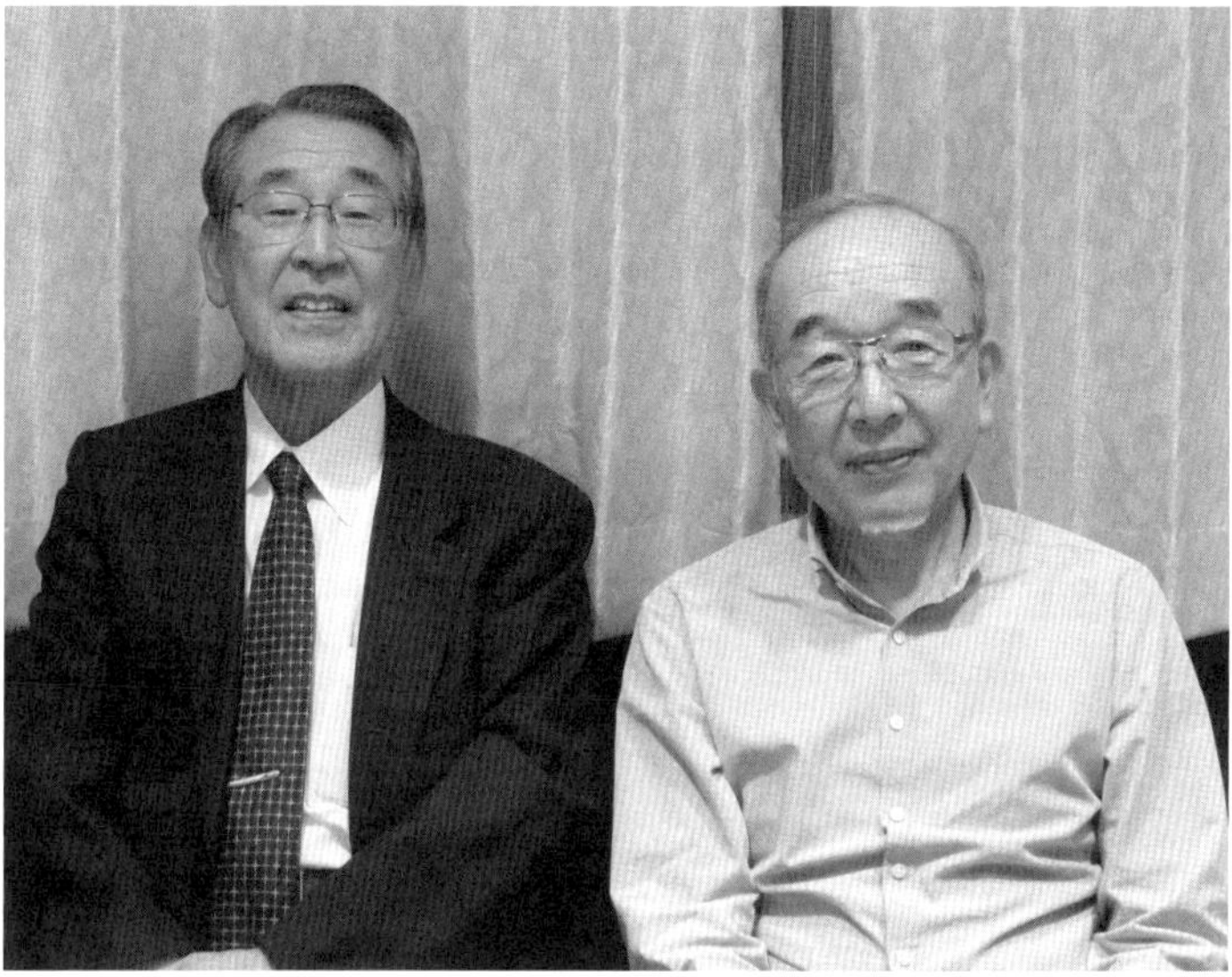

柏木哲夫 氏　　　　徳永　進 氏

柏木哲夫（かしわぎ・てつお）

ホスピス財団理事長、大阪大学名誉教授、淀川キリスト教病院名誉ホスピス長。1965年大阪大学医学部卒業、同大学精神神経科に3年間勤務した後、ワシントン大学に留学。帰国後、淀川キリスト教病院にてターミナルケア実践のためのチームを結成、1984年にホスピスを開設。1993年大阪大学人間科学部教授に就任。1994年日米医学功労賞、1998年朝日社会福祉賞、2004年には保健文化賞を受賞している。

主な著作＝『生と死を支える』朝日選書、『死にゆく人々のケア』医学書院、『死を学ぶ』有斐閣、『死にゆく患者の心に聴く』中山書店、『死を看取る医学』NHK出版、『癒しのユーモア』三輪書店、『ベッドサイドのユーモア学』メディカ出版

ユーモアを生《い》きる
—困難《こんなん》な状況《じょうきょう》に立《た》ち向《む》かう最高《さいこう》の処方箋《しょほうせん》

発　行　2019年3月15日　第1版第1刷
　　　　2019年11月15日　第1版第2刷
著　者　柏木哲夫《かしわぎてつお》
発行者　青山　智
発行所　株式会社　三輪書店
　　　　〒113-0033　東京都文京区本郷6-17-9　本郷綱ビル
　　　　☎03-3816-7796　FAX 03-3816-7756
　　　　https://www.miwapubl.com
印刷所　三報社印刷 株式会社

ISBN978-4-89590-656-2 C0047